実践！

クリティカル・シンキングのすすめ

探究・臨床力をアップする EBMの学び方と活用ポイント

監著：八重垣　健／著：佐々木啓一／ Donald Maxwell Brunette
安彦善裕／影山幾男／菊池雅彦／葛城啓彰／苅部洋行／服部佳功

クインテッセンス出版株式会社　2009
Tokyo, Berlin, Chicago, London, Paris, Barcelona, Istanbul, Milano, São Paulo, Moscow, Prague, Warsaw, New Delhi, Beijing, and Bukarest

序

本書を購入してくださった読者の多くは、すでにクリティカル・シンキングの素養を十分に有していると思われる。一般に歯科医師は「明日からの治療に役立つ情報」ばかりを求める。そして、国公私立を問わず歯学生の多くは「国家試験に役立つ情報」を追いかける。これでは歯科界は社会からますます遊離してしまう。読者諸氏の本書の購入は、そんな危惧を抱いてのことかもしれない。

◆

そのような時代にあって、本書は歯科医・歯科学生自らの研鑽を可能にするために編纂された。多くの職種では、自己研鑽を積まない者は脱落する。しかし歯科医療者は長い間、健康保険制度によって守られてきた。もちろんこの制度は国民を疾病から救うために必須である。反面、われわれにぬるま湯を提供してきたともいえるだろう。

しかし過去15年で、その加護は遥かに弱まった。いまや心地よいものでは決してない。ところが歯科界は、その冷たくなった「加護」にすがらないと生きていけないままだ。

このような時代だからこそクリティカル・シンキングを求めて、生き残れる歯科医に脱皮する必要がある。さもなければ歯科界の再生はありえない。本書の読者は、多分それに気づいていたのだろう。

◆

自己研鑽しない習性が歯科界に蔓延した結果、日常臨床ガイドライン策定にも困るほど歯科は貧弱になった。歯科界は社会の要求に十分応えていない。学ぶことを知り研鑽を積まなければ、社会は歯科界に見向きもしなくなる。研鑽を積む者が勝者となり、怠る者は敗者となる時代が、もう始まっている。

研鑽というと、臨床医は講演会・セミナーを、学生は大学の授業を連想するであろう。しかし、歯科医療職で言う研鑽とは「自ら学ぶ」という一語に尽きる。すなわちクリティカル・シンキングとは「その学び方を学ぶ」、そして「自ら考える力」を身につけることである。

◆

歯科界に限らず、今の日本では、自ら学ぶ心を持つ若者が減ってきた。口を開けて誰かが口まで運んでくれるのを待っている者が少なくない。異常な時代である。このような時代だからこそ、歯科界が自己研鑽すれば、歯科は日本社会のリーダーになり得る。「そんな馬鹿な」と思うかもしれないが、歯科界が頭脳集団あるいはPolicy Makerと認知されることは可能だ。

◆

それをめざして、「自ら研鑽する歯科人をめざす」人々のために、本書が編纂された。クリティカル・シンキングを歯科に紹介し、名著「Critical Thinking」(Quintessence Pub.)の著者であるDM Brunetteの同僚、弟子そして友人たちが、本書を企画した。日本の歯科界の現状をよく知り、日本歯科界をともに憂えてくれるBrunetteも、本企画に賛同し、自ら著者の一員となっている。

この書を手にした読者を通じ、歯科界を救うかもしれないクリティカル・シンキングが、わが国の歯科界に広まることを著者一同、心より願っている。最後に、想いを一つにして企画に賛同し御協力いただいたクインテッセンス出版編集部長・畑めぐみ氏に御礼申し上げる。

2009年6月

八重垣　健

contents

クリティカル・シンキングのすすめ

―探求・臨床力のアップするEBMの学び方と活用ポイント―

contents

クリティカル・シンキングのすすめ

―探求・臨床力のアップするEBMの学び方と活用ポイント―

contents

執筆者一覧

【監著】

八重垣　健（やえがき　けん）
日本歯科大学生命歯学部衛生学講座、主任教授、同大学院教授

【執筆】

佐々木啓一（ささき　けいいち）
東北大学大学院歯学研究科口腔機能形態学講座口腔システム補綴学（咬合回復科）教授
東北大学病院総括副病院長、附属歯科医療センター長

Donald Maxwell Brunette（ドナルド・マックスウェル・ブルネット）
ブリティッシュ・コロンビア大学口腔生物・医学講座教授
日本歯科大学生命歯学部衛生学講座客員教授

安彦善裕（あびこ　よしひろ）
北海道医療大学歯学部個体差医療科学センター教授 、同大学院教授

影山幾男（かげやま　いくお）
日本歯科大学新潟生命歯学部解剖学第１講座、主任教授、同大学院教授

菊池雅彦（きくち　まさひこ）
東北大学病院総合歯科診療部教授

葛城啓彰（かつらぎ　ひろあき）
日本歯科大学新潟生命歯学部微生物学講座、主任教授、同大学院教授

苅部洋行（かりべ　ひろゆき）
日本歯科大学生命歯学部小児歯科学講座、主任教授、同大学院教授

服部佳功（はっとり　よしのり）
東北大学大学院歯学研究科口腔機能形態学講座加齢歯科学准教授

（敬称略）

PART I

クリティカル・シンキングで
情報過多の時代を生き抜け

Critical Thinking

1. クリティカル・シンキング事始め

佐々木啓一・八重垣　健

なぜ、クリティカル・シンキング＝探求医学？

歯学部学生のだれもが、EBMという言葉を知っているぐらい、EBMは流行している。ところがEBMを教える教員でさえ、最大のEBMが臨床疫学（臨床統計とは異なる）であることを知らない者が多い。そのため、実際は、「単なる臨床経験」をEBMとして教えている事も少なくない。

たとえば「薬用歯磨剤のXXは効きますか?」との質問に対し、「これはテレビ・インターネット・業者の講演会や、一部の学会誌でそういっているので効くでしょう」と答える臨床家も多いだろう。

右記の討議に対し疑問を感じない読者も少なくないであろうが、これは「スーパーマンはいますか?」という質問に対し「テレビ・インターネット、学会誌が、スーパーマンのことをいっていますから、スーパーマンはいます」というのとまったく同じである。このような現状ゆえクリティカル・シンキング＝探求医学が、今必要なのである。

クリティカル・シンキングは今や臨床医の必修科目！

臨床医が行う医療で、EBMあるいはEBP（Evidence-Based Practices）を確認するのは、今や常識となった。ところが歯学部6年間で教わった知識は5年もしないうちに古くなってしまう。それゆえ、卒後生涯にわたり最新の知識を導入しなければならない。知識導入にあたってはEBMに則り、その目的や前提、そして問題点を明らかにしてから導入を決定する必要がある。この際に重要な鍵となるのがクリティカル・シンキングである。クリティカルとは「批判的」という意味ではない。「**物事を公正に判断するため、真実を正確に明解に見定める努力**」を意味する。

今まで臨床医のほとんどは、多くの新技術・新材料を、保険収載を待ってから採用してきた。この場合はクリティカル・シンキングは不要であり、従順に保険行政に従うだけでよい。ところが保険財政が厳しい昨今、新しい技術が保険収載される可能性は低い。その結果、将来はクリティカル・シンキングで、新技術を取捨選択できる臨床医と、クリティカル・シンキングができず、新技術を評価できない臨床医に二極化するかもしれない。したがって今後は、クリティカル・シンキング能力のある臨床医の育成が必要となるであろう。

EBMは疑問解決の強力なお助けマン

臨床を行っていくうえでベースとなる知識は、勉学により獲得される。そして日々の臨床から経験が積み重ねられていく。そこには記憶に残る失敗例と、少数の輝かしい成功例、さして気にも留めない通常の結果が混在している。従来これらの経験を語り継ぐことによるナラティブベースの医療技術（Narrative-Based Medicine：NBM）が臨床の中心となってきた。したがってNBMには、それなりの意義がある。

しかしながら、NBMでの経験に基づく判断には、印象的な記憶

大学で得る知識が〝フレッシュ〟なのは5年が限度
生涯にわたる知識の刷新を

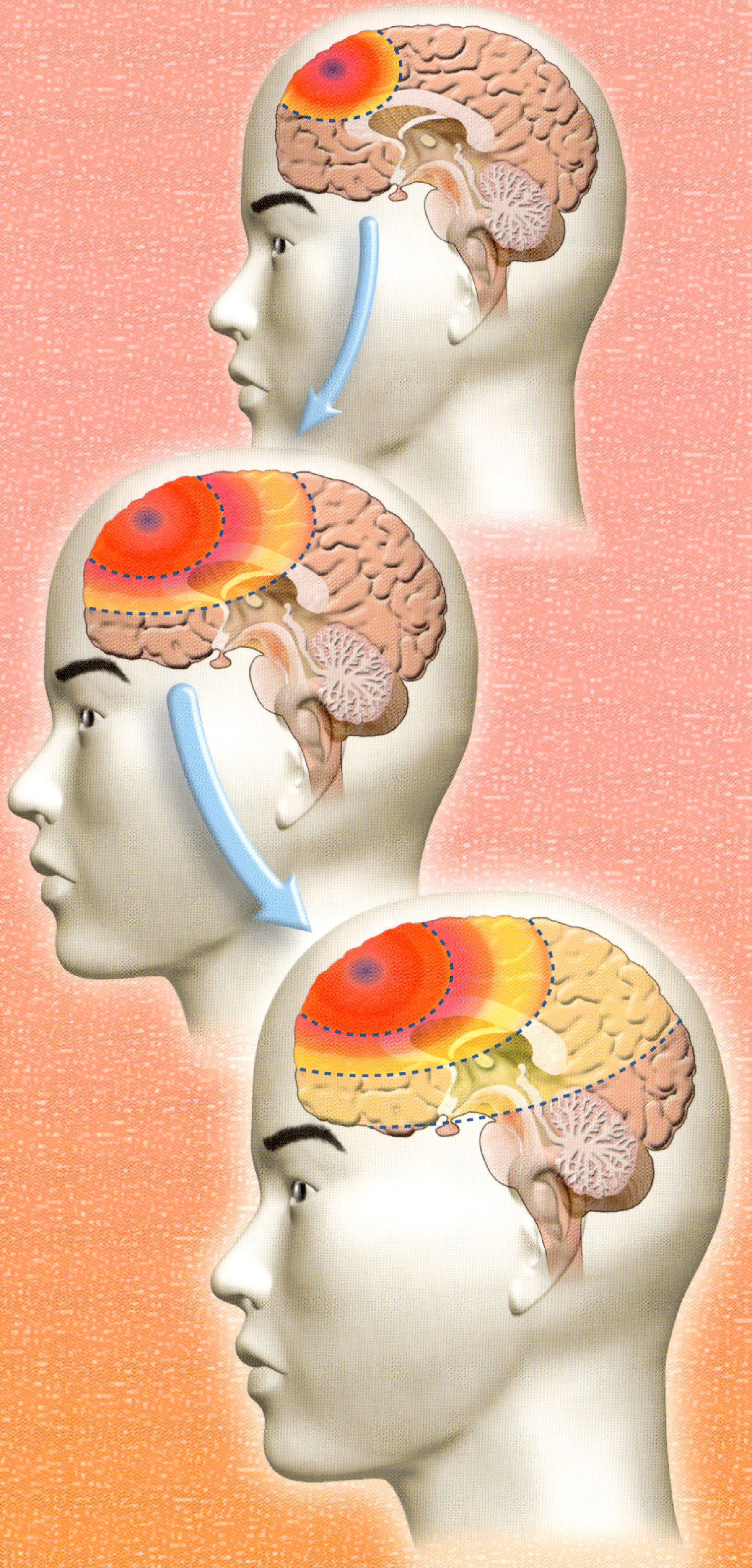

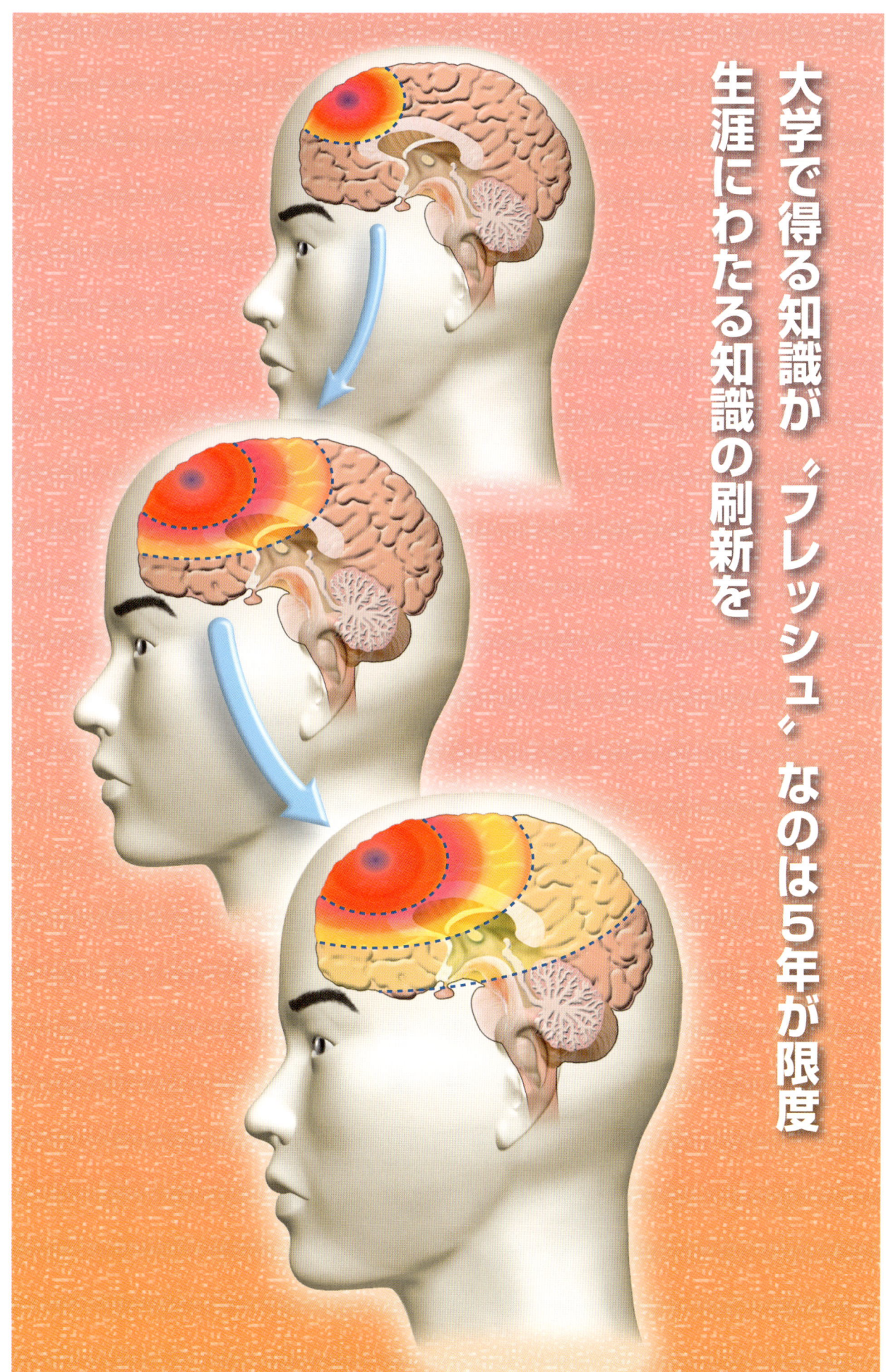

Critical Thinking

や経験によるバイアスがかかることも否めない。経験のみに基づいた統計学的裏づけのない講演会なども同様である。

したがって、EBMが求められる現代ではNBMのみでは臨床は成り立たない。すなわち、そこでは日常臨床から次々と出てくる疑問点の「探究」が必要となる。論文を検索し臨床ガイドラインを活用し、解決法を見いださねばならない。すなわちエビデンスに基づく治療の実践が臨床の場で求められているのである。その際に必要なのがまさにクリティカル・シンキングである。

臨床統計による研究結果は、バイアスを取り除いた治療成績を淡々と示すだけに、これらの結果はわれわれの常識的な想定を覆すこともある。たとえば「部分床義歯の支台歯となった歯は動揺度が増し、抜歯に至ることも多い」との常識は、われわれの「支台歯を抜去した」という鮮明な記憶から語られる。ところが、このことについて存在する数多くの研究は、必ずしも右記の「常識」を支持しない。またレストの設置が支台歯への荷重を増大させるという「常識」でさえ、これを「正しい」と断言するエビデンスは見つからない。このように現代の臨床はNBMのみでは成り立たない。EBMがつねに必要なのである。

「唾液が減ると口臭が増える」＝「唾液を増やすと口臭物質が減る」の矛盾が見抜けますか？

クリティカル・シンキングには情報を与える側のクリティカル・シンキングと、受け取る側のそれがある。受け取る側（＝臨床医）のクリティカル・シンキングが不十分である場合には、当然、理解を誤る可能性は高くなる。

たとえば、A論文に「唾液が減ると口臭物質が増える」との研究結果があるとしよう。だれかがこの研究結果を引用し「ガムをかんで唾液を増やせば口臭物質が減る」というB理論を発表したとする。A論文からは、一見B理論は正しく見えることだろう。なぜなら、多くの人の頭には「ガムは口臭予防」という暗黙の前提条件があり、ガム咀嚼で刺激唾液が増えるのだからB理論を疑う余地はない。

ところが、クリティカル・シンキングという思考法を用いて吟味すると、この理論は必ずしも正しくない。A論文は「唾液が減ると口臭物質が増える」という事実を報告しているだけで、「唾液を増やすと口臭物質が減る」という逆の事実を報告しているのではない。正しい情報とは何かを見抜くためには、このように、情報を受け取る側に、知的懐疑心、知的探求心に基づく思考、たとえば「逆は必ずしも真ならず」が必要になる。ちなみに、B理論は健常者では誤りであることが証明されている。

情報に対する鑑識力＝クリティカル・シンキング力を養おう

以上のような誤りは、情報過多でその整理に不慣れな日本の歯科界では日常茶飯事のことである。だが、それでは誤った情報に基づいた医療が氾濫することになり、歯科界は社会を裏切ることになりかねない。臨床医自身がクリティカル・シンキングの手法を身につけ、玉石混交の情報の中から真の情報を見極めない限り、患者に対する責任は果たせない。

たとえば「口臭予防には舌清掃が効果的」であることは、国際口臭学会等で確立している。しかし、これに対しては意見がいくつかある。

意見A　舌を傷つけると危険であるので舌清掃すべきではない。

意見B　舌を傷つけない方法で舌清掃すべきである。

この2つを比べた場合、意見Bのほうが正しいのは明白である。しかし講演会・論文などで演者が、意見Aしか提示しないとしたら、クリティカル・シンキングのない臨床医は「意見Aは100％正しい」と信じるだろう。

そして、他に正しい答えを知らない臨床医は、「正しい舌清掃」を患者に指導することなく、ただ舌清掃を禁止するのみとなる。このような臨床医は患者にとって有益な存在であろうか？高価で殺菌力ばかり強い洗口剤等を患者に売りつけるようであれば、患者にはマイナスにしかならない。

歯科医療が、社会からの深い信頼を勝ち得るためにも、今こそクリティカル・シンキングが必要である。本書では日常臨床に直結した深究医学のためのクリティカル・シンキング、すなわち**「情報を積極的に得て正しく理解し、偏見のない鑑識眼的思考にて、真摯に吟味する過程」**を平易に学習しやすく解説する。クリティカル・シンキングを実践するうえで、一貫して必要な基本姿勢を図1に示した。この基本をまず身につけてもらいたい。

偏見や先入観を捨て真摯に物事を観察する習慣を持とう

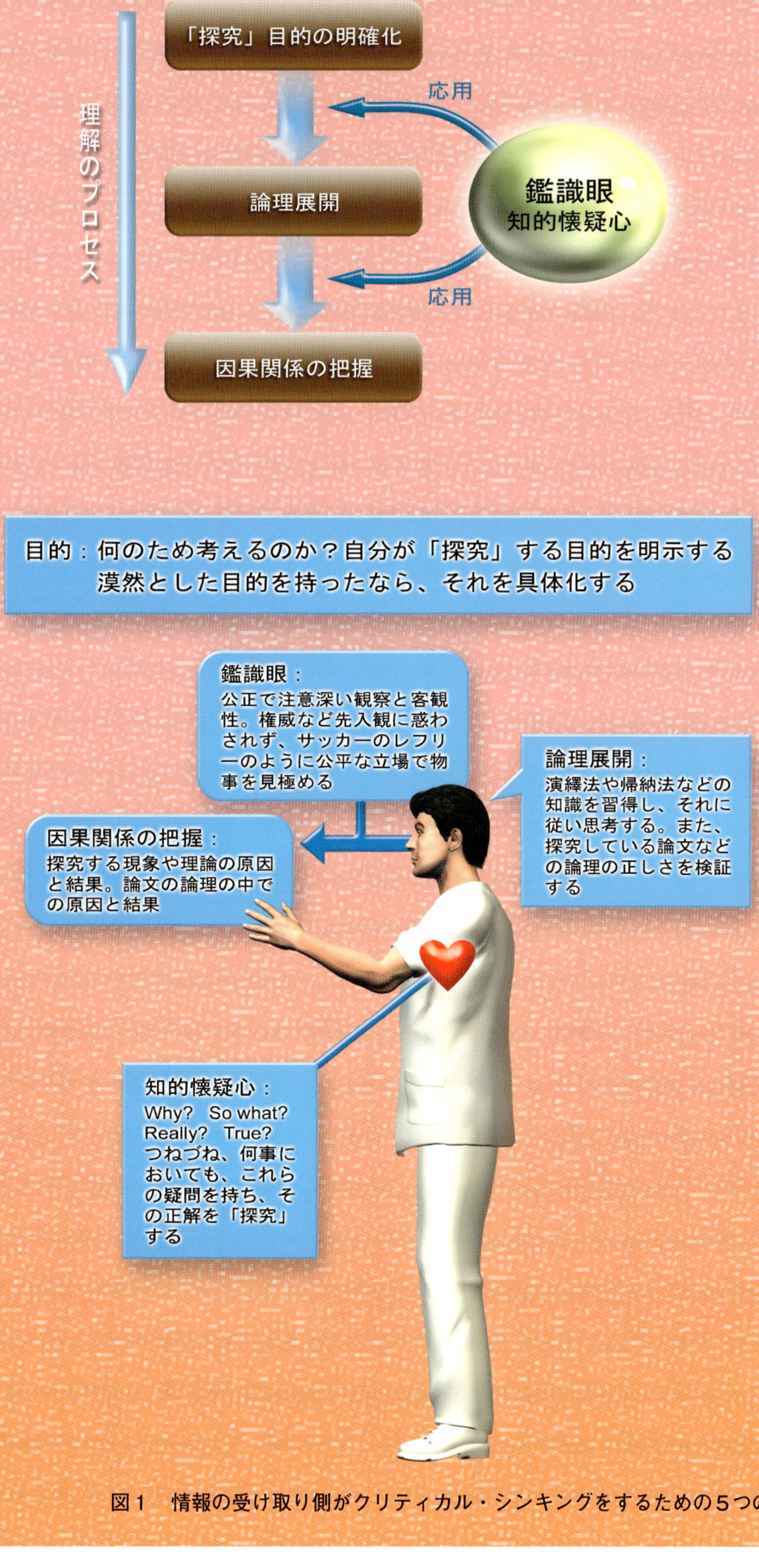

図1　情報の受け取り側がクリティカル・シンキングをするための５つの基本

Critical Thinking

2. 現代社会で必須のクリティカル・シンキング

佐々木啓一・八重垣　健

クリティカル・シンキングは北米歯科医師の必須能力

わが国の歯科医師法第9条は「歯科医師国家試験は、臨床上必要な歯科医学及び口くう衛生に関して、歯科医師として具有すべき知識及び技能について、これを行う」と述べるにとどまっている。

一方、米国では「国家試験は、基礎医学・歯科学の重要な情報を理解する能力について審査する」と明確に述べ、クリティカル・シンキングを歯科医師に強く求めている。カナダでは、歯科医師に必要な能力の中で3番目に、「科学論文を批評し（歯科医師が行う）、処置や助言について、エビデンスに基づき十分な根拠を示す能力」をあげている。

このように日本以外の先進国ではクリティカル・シンキングが歯科医師の資格条件とされている（図2）。すなわち今クリティカル・シンキングを日本の歯科教育に持ち込まなければ、日本の歯科臨床は先進国から大きく遅れることは否めない。しかし、現実には歯科教育モデル・コア・カリキュラムで「問題発見・解決能力」が要求されている。大学教育で、国際標準のクリティカル・シンキングをバイアスなく実施できるか難しい。これを成功すれば次には、歯科医師法第9条が求める知識・技能にもクリティカル・シンキングが包含されるべきであろう。

社会人のだれもが身につけるクリティカル・シンキング

本書の主題であるクリティカル・シンキングの手法を身につけることはだれにとって必要であり、有益なのか？答えは明白である。この世に生きるすべての者である。何も医療者だけではない。

人間が誕生して以来、すべての人びとにとって必要とされてきた知恵である。動植物を含めた生きるものすべてに共通に必要とされる力であろう。たとえば、何を食べてはいけないのか、どこに近づいてはいけないのか、それらを正確に判断する努力であり、これを備えていなければ生き延びることができない力である。

学問、技術が日々進歩するとともに社会が複雑化し、種々の情報が渦巻く現代では、多量の情報から真実を抽出し正確に理解することが以前にも増して必要となっている。それを適切に行うための知識、技術、すなわち〝クリティカル・シンキング〟を身につけることが要求されているわけである。このような知識、技術は、どんな職種、たとえば料理人でも、株のトレーダーでも同様に必要であり、日常生活においても詐欺まがいの商法に引っかからないため、あるいは適正な生命保険をかけるためにも必要なことである。

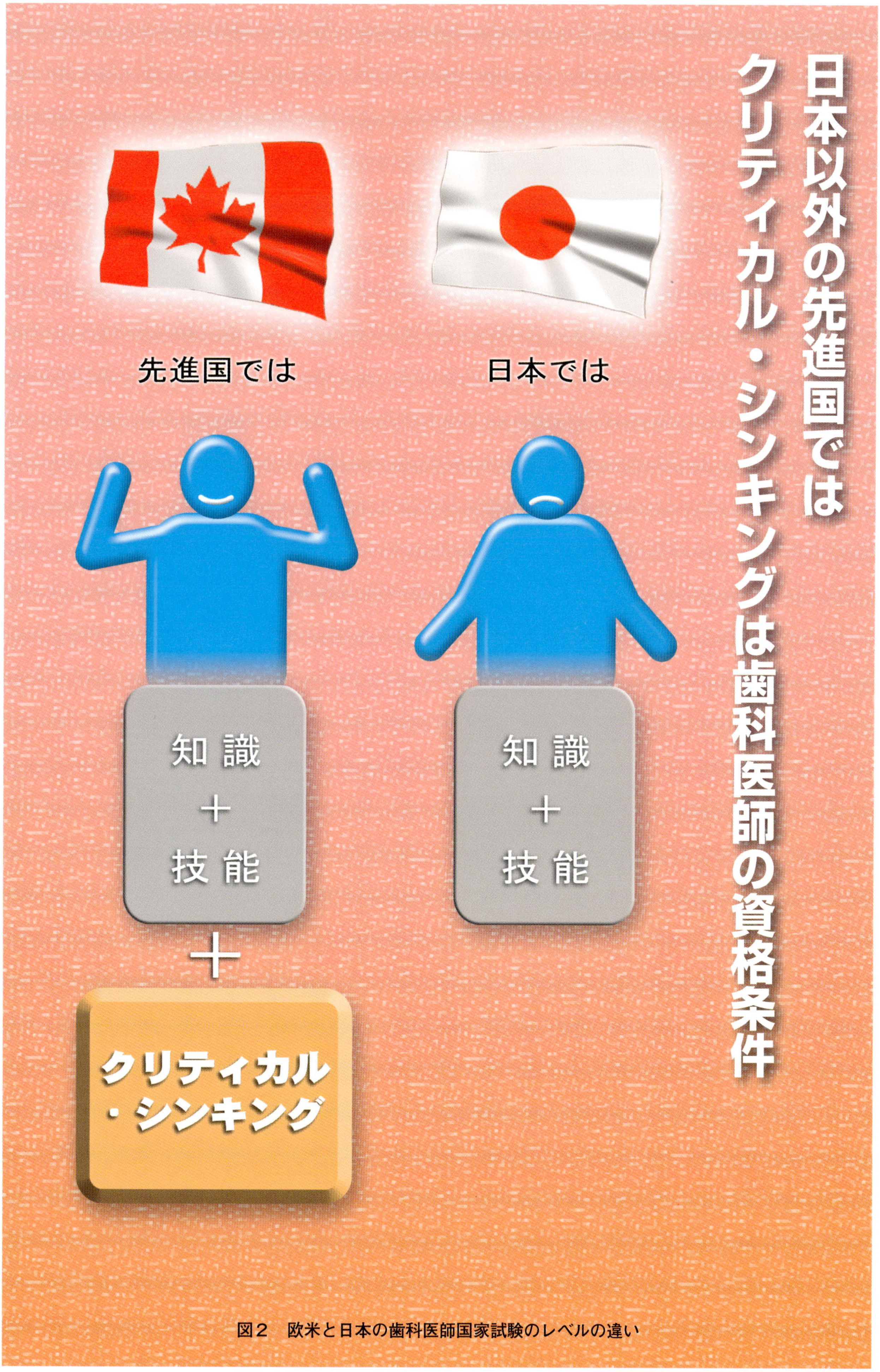

図2　欧米と日本の歯科医師国家試験のレベルの違い

Critical Thinking

3. 論文は患者と臨床医双方のために存在する

佐々木啓一

臨床医と患者の両者に有益なクリティカル・シンキング力

臨床医の第一の使命は、いうまでもなく良質な歯科医療を患者に提供することにある。とくに現代の医療においては、EBM(Evidence-based Medicine)根拠に基づく医療の実践、提供が求められている。臨床医は患者に提供する医療行為ならびに技術をEBMに基づき行わなければならない。EBMにおいて臨床医が行うべき過程は、他の成書、解説文に多数既述されているので改めて記さない。ここでは「情報を積極的に得て正しく理解し、偏見のない鑑識眼的思考にて、真摯に吟味する過程：クリティカル・シンキング」が必要になるのである。

これは患者に対する説明責任を果たすうえで欠くことのできない過程であり、臨床医にとって重要なツールとなる。また臨床医がこのようにして得る知識は、個々の治療レベルの向上に直結する。一方、臨床医がこれを実践することにより、患者は根拠に基づいた医療を受けることができる。すなわち臨床の現場において、臨床医は自分自身患者の双方のため、クリティカル・シンキング力にて論文を読み、情報を得ることを身につけなければならない。

国民のQOL向上のため必要なクリティカル・シンキング力

EBMを支援するために、世界各国で現在、各種の疾患に対する診療ガイドラインの整備が進んでいる。診療ガイドラインは情報源として論文以上に重要で、臨床医は患者・国民のQOL向上のために必ず読んでおく必要がある。本邦の歯科医療に関しても現在、いくつかの診療ガイドラインが策定されている。診療ガイドラインは、「診療方法について多くの論文を検索し、まさにクリティカル・シンキングによりそのエビデンス・レベルを検証し作成される。このようなガイドラインは、個々の臨床医がさらにクリティカル・シンキングに基づき吟味し参考にすることで初めて実効になる。

しかしここで臨床医には疑問も残る。ガイドライン以外にどこから情報を持ってくればよいのか、信頼性の高い情報源としての質の高い論文が各種の歯科疾患の診断や治療に関して揃っているのか？と。

歯科疾患、診療方法に関するエビデンスを収集することは、実際、容易ではない。歯科では、治療の長期経過に関する臨床統計が、医科に比べ圧倒的に少ない。そのため、国民のQOL向上のため臨床医が読むべき診療ガイドラインの作成でさえ難しいのが現実である。

このような状況は、わが国においてクリティカル・シンキングが浸透していない事実を反映している。すなわちクリティカル・シンキングのベースを持たない臨床医が、日々、漫然と種々の情報を受け入れ診療している現状がある。結果、クリティカル・シンキングに基づく症例報告や臨床疫学を行う環境が醸成されてきていない。歯科医院における膨大な臨床例についての臨床統計報告も皆無に等しい。言い換えるなら、日常臨床にクリティカル・シンキングがあれば、上述のようなエビデンスが生まれ、これを臨床医が国民のために読みクリティカル・シンキングで吟味することによって、歯科医療レベルの向上はもとより、本邦の医療行政における歯科医療の評価も格段に向上する(図3)。

論文を読むことがひいては国民の健康へ

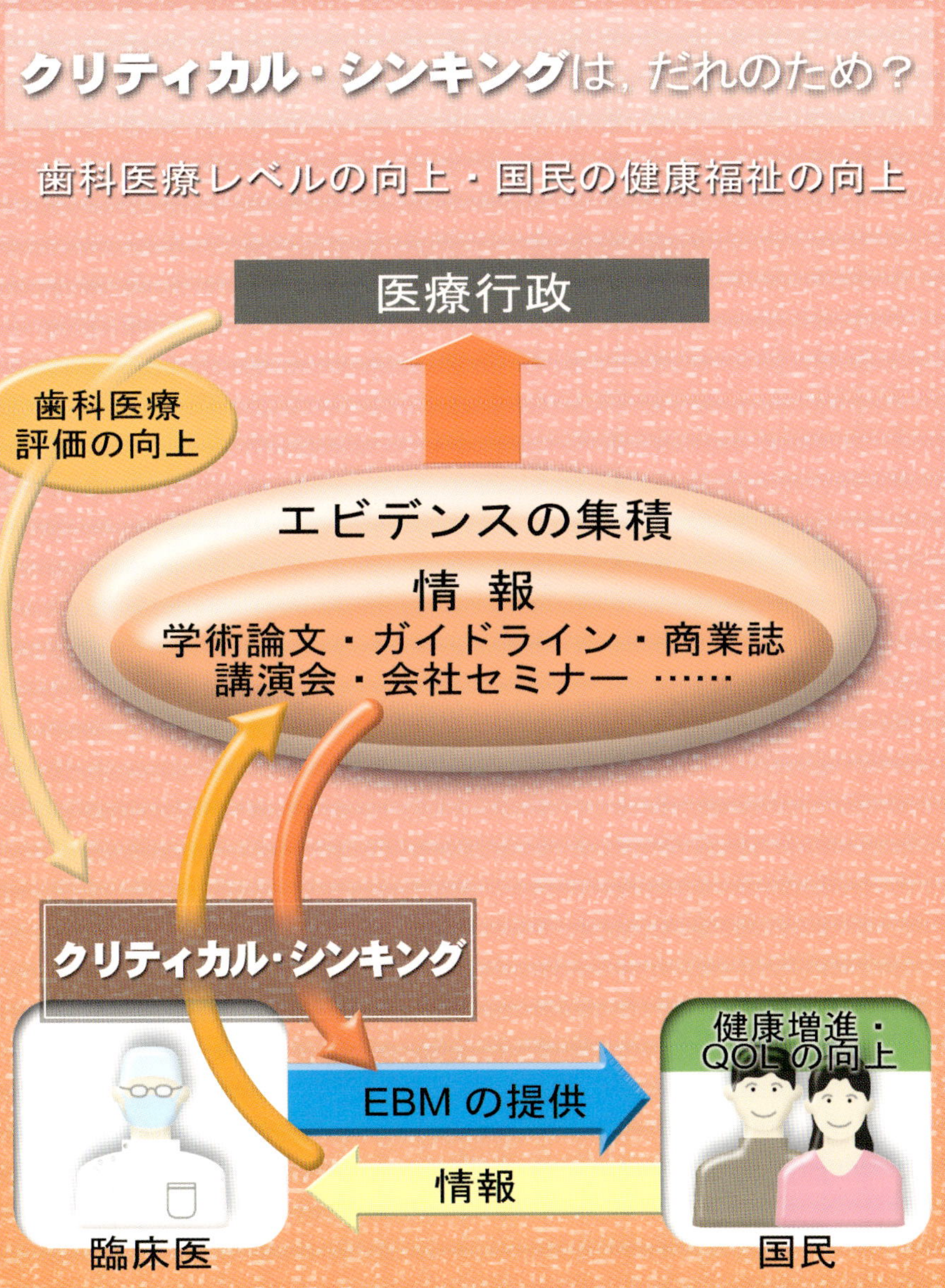

図３　臨床医は日常臨床からクリティカル・シンキングを用いて情報を得て、それをEBMとして蓄積する。そのEBMを臨床医がクリティカル・シンキングで学び、国民に還元する。一方で、このEBMは行政・社会の歯科の評価につながる

われわれが日々行っている治療がいかに個々の患者を救っているか、修復治療や補綴治療がいかに口腔内で長期にわたり機能しているか、歯科医療がいかに国民のQOLに貢献しているか。クリティカル・シンキングは、これらを社会に訴えるうえで主体となるべき臨床医にとって必須のツールである。同時に、継続的な歯科治療成功のため、一般開業医が行う包括的歯科医療の立場からも必須のツールとなる。それがあって初めて臨床医は、国民のQOL向上に必要なエビデンスを得て臨床に応用することができる。

PART 2

その情報は
信頼に足るものですか？

1「客観性＝エビデンス」の信頼度の決まり方

安彦善裕

医療における客観性は、研究データをもとに構築される

客観性は事実、現実に対する正しい認識をもたらすものである。医療における客観性はこれまでの研究データをもとに構築されており、これを重視した医療がEvidence-Based Medicine（EBM）である。これまで一般的に行われてきた歯科医療の中には、明らかにエビデンスに基づいていないものもあり、EBMが歯科診療に浸透しているとはいいがたい。EBMでは、研究データの正しい解釈が重要であるため、臨床医も研究者としての能力が必要となる。

歯科におけるEBMの歴史はまだまだ浅いのが現実

歯科におけるEBMを支えている歯科医学研究の歴史は浅く、近代的な研究が開始されたのは、およそ50年前のことである。その間に歯科の二大疾患であるう蝕と一般的な歯周病がいずれも感染症であることが明らかにされた。医学の目標が、病気を駆逐することであるなら、予防法が確立され、これにもっとも迫っているのが歯科分野であろう。つまり、歯科は予防法のEBMがもっとも進んだ分野と言えるのではないだろうか。しかしながら、治療法に関してのEBMはまだまだ進んではいないというのが現実であろう。

エビデンスの信頼度の決められ方

歯科のEBMを評価している雑誌に「Evidence-Based Dentistry（EBD）」がある。ここでは、臨床研究を再評価し、そのエビデンスの質（信頼度）がイギリスのオックスフォード EBMセンターのエビデンスの質による分類（エビデンス・スケール）をもとに示されている（表1）。この中では、これまで歯科では常識とされてきたことや、わが国の健康保険に導入されている治療法でも、「エビデンスがない」、あるいは「エビデンスに乏しい」ということが、議論されている。

たとえば、「総義歯を製作する際に既製のトレーを用いフェイスボウを用いないものでも、個人トレーとフェイスボウを用いて製作したものでも、患者の満足度には差がない」という論文に対し、EBDではエビデンス・ランク1Bであるこ

1A.	ランダム化比較試験のシステマティックレビュー（総括）
1B.	個々のランダム化比較試験
2A.	コホート研究のシステマティックレビュー（総括）
2B.	個々のコホート研究
2C.	アウトカム研究：生態学的研究
3A.	症例対照研究のシステマティックレビュー（総括）
3B.	個々の症例対照研究

表１　EBD が採用しているエビデンススケール

Ⅰ.	ランダム化比較試験のメタ分析による
Ⅱ.	少なくとも１つのランダム化比較試験による
Ⅲ.	少なくとも１つのよくデザインされた非ランダム化比較試験による
Ⅳ.	少なくとも１つの他のタイプのよくデザインされた準実験的研究
Ⅴ.	比較試験や相関研究、ケース・コントロール研究など、よくデザインされた非実験的、記述的研究による
Ⅵ.	専門委員会の報告や意見、あるいは権威者の意見（臨床試験）

表２　米国の保健政策研究局によるエビデンススケール

とが示されている（EBD 2006：7：12）。

また、「顎関節症の痛みの緩和にスプリント療法が有効だという充分な証拠は存在しない」（EBD 2004：5：65-66）という事実は、エビデンス・ランク1Aとして紹介されている。このように、エビデンスがない、はっきりしていないものが、歯科の日常の治療法には多く潜んでいると思われる。むしろ、分野によっては、米国の保健政策研究局によるエビデンス・スケールでは最下位（VI）にある専門委員会や権威者の意見を重んじることが主流のこともあるようである（表2）。

ある特定の理論やテクニック、「××流の咬合理論」や「××流の義歯」に基づき、エビデンスの検証が乏しいまま、画一化した治療を行うことは、エビデンス・ランクでは最下位（VI）にあたる。これらのエビデンスの構築には、臨床研究データの蓄積と厳密な統計解析が必要である。ここで大きな障害となるものの1つが、データにばらつきを引き起こす個人差であろう。

個人差は、口腔単位間のみにあるのではなく、口腔の症状発現に影響を及ぼす全身的なものにもあることから、エビデンスの構築には全身的な要因も十分に考慮する必要がある。たとえば、「抑うつ状態の患者は義歯の不満足を訴えることが多い」という報告（J Dent Res 2007：86：852-858）もあり、「××流の義歯」のエビデンスの構築には患者の精神状態も考慮しなくてはならないのである。

客観性は欠かせないが、EBMへの極端な偏重に注意！

EBMは臨床での客観性を提示する最良の方法ではあるが、エビデンスのない治療法にも数多くの患者を救ってきた実績があり、この点が難しい。たとえば、精神・心身医学の分野では、いまだエビデンスの構築が困難な治療法も多い。EBMへの極端な偏重は、ときにはこのような治療の足かせになってしまう可能性がある。臨床医には、客観性を最大限尊重し学ぶなか、ときには巧みに主観性を取り入れることも必要ではないだろうか。

② ビジュアル誌面の落とし穴

服部佳功

「総説文献」は便利だが、その価値は読者次第

われわれ歯科医師には、歯科医療に関する知識や技術を絶えずアップデートする努力が求められている。しかし情報量が膨大であるにもかかわらず、臨床医が情報の収集や吟味に割ける時間は乏しい。そうなると、原著論文を翻いて研究成果を1つひとつ拾い集めるより、総説文献に目を曝すほうがよほど効率がよいということになってくる。総説に引用される情報は、専門家である著者が数多い情報から選び抜いた、信頼に足る重要なものばかりである。しかもその情報は研究の系譜なり、関連分野の研究成果との関連にしたがって統合され、解釈・評価されたうえで提示される。これによって読者は離散した情報群の代わりに、体系的な情報の入手が可能となるのである。

このように、いいことづくめの総説ではあるが、実はそれを情報源に活用する落とし穴もあることを認識しておきたい。それはその論理や体系が総説著者の発想であること、つまりは総説を書く論理そのものに対してもクリティカル・シンキングが必要ということである。

ビジュアル誌面が伝える情報は、見る者の主観次第

さて、われわれにいっそう身近な情報源は、「the Quintessence」をはじめとする商業誌である。中でも各誌が注力するビジュアル誌面は、われわれにとってもっともとっつきやすく読みやすい。美しい写真や図が誌面を飾り、記事によっては図像の面積が文字の埋める面積を上回るほどだ。百聞は一見に如かずのたとえのとおり、その訴求力は大きい。読者に情報の直観的理解を促す力があるからだ。

その力は、いったいどこから来るのだろう。改めて考えてみると、クリティカル・シンキングを論じるうえで無視できない重要な問題に気づかされる。

文字を介してまとまった情報を伝達していくためには、情報が論理的でなければならない。同時に読む者、聴く者にも、論理を辿って話者の意図を理解する能力と努力とが求められる。そしてその情報自体に論理の破綻がなければ、情報伝達はだれにでも正確

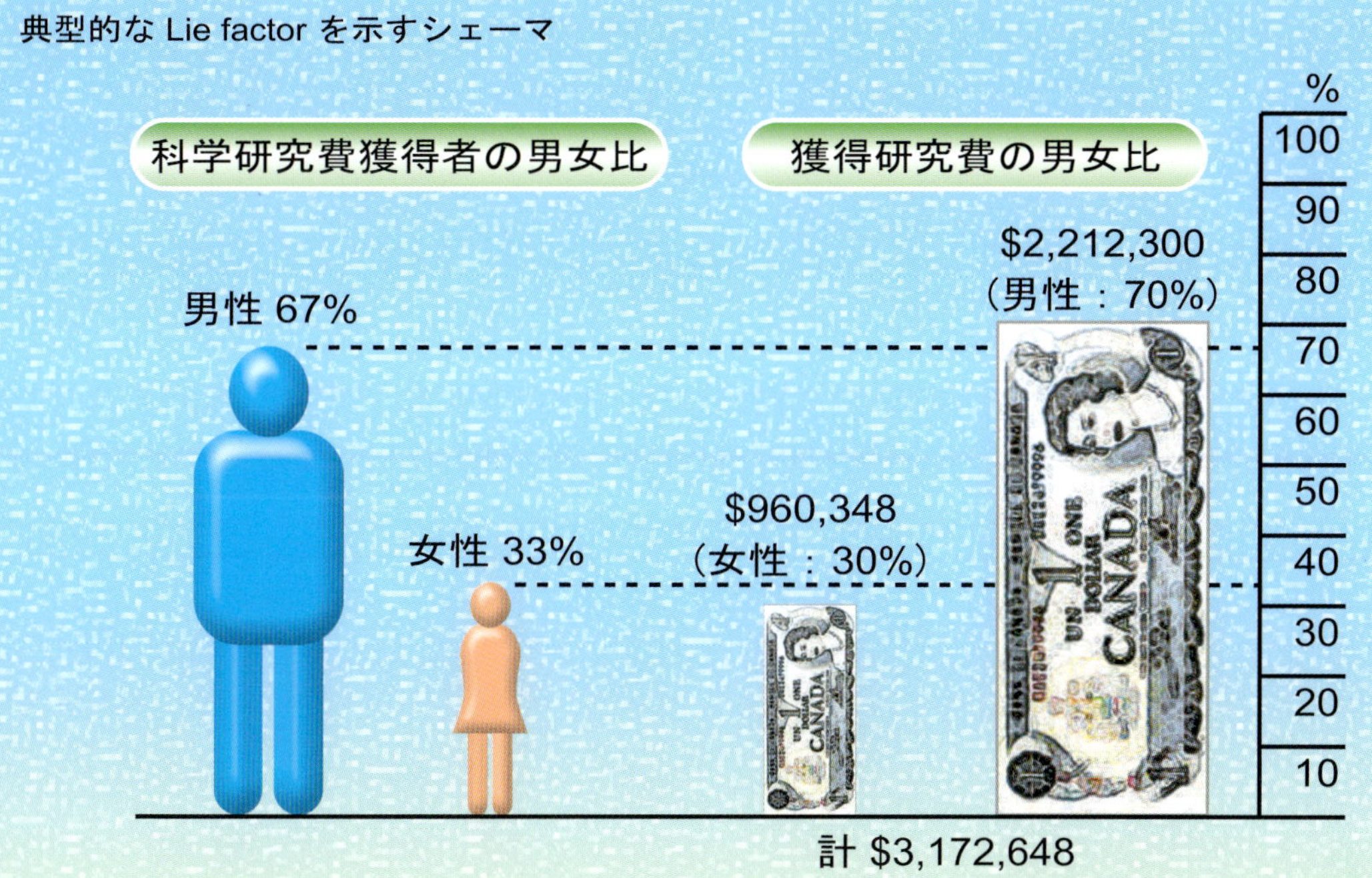

DM.ブルネット著「クリティカル・シンキング」（初版）に引用された不適切な図の例。フェミニズム系の「A Room of One's Own」誌が掲載した図で、獲得した研究資金額の男女比を、資金総額とともに示している。件数、額ともに男性が女性を上回り、性差別を印象付ける内容である。しかしこの図には重大な問題がある。実際に応募した男女別研究者数が示されていないことである。もし応募者数の男女比が件数や金額と同等であったとすれば、採択率も同等で、著者の主催する性差別の根拠は霧散する。不都合な情報を故意に隠した疑いが生じよう。もう1つは、件数や金額を示す男女のシルエットや紙幣である。読者は、シルエットや紙幣の高さよりも面積の違いに目を奪われる。たとえば2.3倍の金額の男女比は、図上の面積比では6倍の違いとして表現されている。この比6/2.3=2.6をLie　Factorといい、それが1から0.05以上離れると、データを歪曲したと見なされる。写真や図表が情報を歪曲して伝える場合のあることを、ビジュアル誌面の読者は心得ておくべきである。

図４　事実を歪めるビジュアル化に注意！

かつ均質に行われるはずである。

一方、情報伝達に用いられる写真はどうだろう。写真それ自体には何らの論理も含まれてはいない。ただひたすら、われわれの馴染んだ世界の断片を切り取って提示するだけである。その断片に、自身の体験や記憶を重ね、解釈を与えるのは、それを見る者である。むろん、見方や解釈のしかたを限定するため、タイトルや図説が添えられてはいるものの、それでもこの非論理的な伝達手段が孕む情報伝達の不正確性、不均質性が払拭されることはない。

ビジュアル誌面の視覚情報は、純粋に外部からの情報にはなり得ず、むしろ多分に自身の体験や記憶に色づけされている。そして自身を客観的に分析し評価することが、他者に対して以上に困難であるように、主観の色合いを帯びた情報はクリティカル・シンキングの対象になり難い。

また、伝達可能な情報の質にも違いがある。視覚情報の本来の役割は記述の補完である。それ自体の記述性は文字情報に遠く及ばない。ビジュアル誌面の伝達する情報は、そのインパクトとは裏腹に、単純にならざるを得ないのである。実際、ビジュアル誌面は新技術や新製品の紹介記事には多用されるが、それらの有用性を批判的に議論する記事には滅多に用いられない。複雑で論理的に込み入った情報を伝達する話法は、ビジュアル誌面には求めがたい。ビジュアル化による情報の歪曲にも注意を要する。図４はその例である。

ビジュアル誌面で情報を得たら、さらにその先に進もう

日常臨床上の思考が批判に至ることはむしろ稀で、素朴な因果論に終始することもしばしばである。ひとつ手始めに、ビジュアル誌面に紹介された新しい技術や術式について、その限界やそれを乗り越える方策を考えるところから、クリティカル・シンキングの実践を始めてみてはどうだろう。クリティカル・シンキングには広範な情報の獲得が不可欠である。それゆえ、ビジュアル誌面で興味ある情報を得たら、それに満足せず、進んで文献を読み進む習慣を身につけなければならない。文献を探し、読むには、技術的な修練も必要なのである。

3 講演会と論文の質の見抜き方

菊池雅彦

講演会から得られる情報のランクづけを知ろう

臨床医にとって、歯科医学に関する情報源の主なものは、講演会あるいは論文であろう。そこで得られる情報をクリティカル・シンキングで評価するには、新規性、信頼性、重要性の3つの視点が必要となってくる。

まず、講演会は公共性の高い順や主催者によって、

①学会や行政機関の主催
②歯科医師会・大学同窓会などの主催
③関連業者等の主催

に大別される。一般に、講演内容の信頼性もこの順序どおりであろう（表3）。

①学会や行政機関主催の講演会

ただし、学会や行政機関の主催による講演会といえども、権威ある大学教授などが話す内容の多くは、すでに公開されている研究成果を取りまとめたものである。これらは知識の整理には適しているが、新たな知見に触れる機会には必ずしもならない。演者の主張を支持する研究結果のみが羅列されて、事実が多少歪曲されることもある。将来発展しそうな先端的研究は、しばしば大学院生など若手研究者による10分程度の一般講演の中で公表される。ただし、ノーベル賞級の価値のある研究は、講演発表より論文発表が先行することは必定である。

②歯科医師会、大学同窓会主催の講演会

歯科医師会・大学同窓会などの主催による講演会は、通常、聴衆が会員などの臨床医で占められるため、トピックスも臨床的なものが多い。主催者と聴衆が同一の団体に属するため、招待演者の話に少々無理があっても、聴衆はありがたく拝聴するという姿勢をとる。重要な点は、どういった経歴の人が、どういう話をするかにかかっている。

③関連業者主催の講演会

関連業者等の主催による講演会となると、もはや学術性やエビデンスは度外視され、主催者の利益に傾いた内容になることが多い。セミナー形式の講演などは、貴重な臨床テクニックを習得するよい機会になるが、演者がいかに自分の治療が素晴らしいかをアピー

講演会	
学会や行政機関の主催	特別講演、シンポジウム、教育講演、一般講演
歯科医師会・大学同窓会などの主催	学術講演会、研修会、セミナー
関連業者等の主催	研修会、セミナー

論文	
論文の形式	原著論文、総説論文、解説論文、臨床報告
論文の記述言語	英語、日本語、その他の言語
レフリー制度の有無	レフリー制度ありの学術誌 レフリー制度なしの学術誌 大学紀要・報告書・商業誌

演者・著者		
	大学等の教員・研究者：	教授、准教授、講師、助教、大学院生
	病院・診療所の臨床家：	研究歴あり、研究歴なし

表3　講演会と論文、演者・著者の質を見極めるクリティカルな分類

ルする場にもなりやすい。中には、宗教団体の教祖のような人もいるので、とくに注意を払わなければならない。

レフリー制度の有無と著者の教育歴で論文の質をチェック!

最新の研究成果をいち早く入手するには、講演会よりも論文に頼るほうが適切である。論文の形式には、原著論文、総説論文、解説論文、臨床報告などがあり、それぞれ、外国語（基本的に英語）で記載された論文と、日本語で記載された論文がある。さらに、それらはレフリー制度（査読制度）がある学術誌に掲載された論文と、そうではない論文に分けることができる。

論文のうち、もっとも新規性と信頼性が高く、研究者の評価の際に重視されるのは、国際的な研究者によるレフリー制度があり、インパクトファクターがついている学術誌の英語論文である。昨今、研究者を評価する指標として日本語論文にあまり価値がおかれなくなった。優れた研究者は英語論文を書くことを奨励されていたため、結果的に英語論文に質の高い論文が集まることになる。

論文には一定の記載方法があり、とくに原著論文には、項目立て、統計分析、引用文献などについてのルールが存在する。大学などで研究論文の指導を受けた人は最低限このルールを理解しているので、論理的な論文を書くことができる。しかし、そうではない人が初めて書いた論文は、ルールが無視され、論理性がなく独善的になりがちである。したがって、著者の教育歴はレフリー制度の有無と並んで、論文の質を見極めるうえで重要となる。

受け手の知識量や理解力によって同じ情報がゴミにも宝にもなる

最後に、ここで述べたこと自体にもエビデンスはなく、バイアス（偏った考え・先入観）が入っている。しかし、講演会でも論文でも、エビデンスが万能であると過信することは危険である。ある公衆衛生学の権威が、エビデンスに則って抗癌剤を選択していくと抗癌剤はこの世に1種類しか残らなくなると話したことがある。

大事なことは、そこに価値のある真実が存在するか否かを正しく見抜く力を身につけることである。受け手の知識量や理解力によって、同じ情報がゴミにも宝にもなるからである。

4 論文の見抜き方

安彦善裕

情報の価値は自分で評価しよう

科学の最新情報は、最新の論文や学会発表、講演会などによって得ることができる。これらの情報は、必ずしもすべて有益で正しいものとは限らないため、情報を評価することが大切である。講演会や、数分で流れてしまう学会発表では、その場で情報を評価することは容易ではない。しかし、時間をかけて読むことのできる論文は、内容を受け入れる前に情報をじっくり吟味、評価することができる。

「新知見か」「真実か」「重要なのか」など、自身に問いかけながら読む

生命科学に関する論文は、毎年、膨大に発表されている。歯科関係の国際雑誌だけでも、全部で50誌余りあり、論文数は5000を超える。そこで「New England Journal of Medicine」の編集者であったRelmanは、重要な論文を見つけだすためのヒントとして、次のように述べている。

「医学における重要な情報のやりとりは、その大半が非常に質の高い雑誌のわずかな部分で行われているにすぎない」

という。すなわち、氾濫する情報にうまく対処するには、質の高い雑誌を読むべきということである。

雑誌の質を検討する手段の1つにインパクト・ファクターがある。雑誌のインパクト・ファクターとは、読者の雑誌への関心度の高さを表したもので、その雑誌に掲載された論文が、他の論文にどの程度の頻度で引用されたかを示す。簡単に示すなら「インパクト・ファクター＝雑誌が掲載した論文が他の論文に引用された延べ回数／その雑誌が掲載した論文数」となる。Thompson 社が発行するJournal Citation Reportsでは、年ごとのインパクト・ファクターが掲載されている（表4）。これらは、論文個々の数値を計算したものではないが、数多くの雑誌の中から質の高い雑誌を選ぶための1つの参考となる。しかし、インパクト・ファクターが公表されるのは2、3年後のことである。したがって最新の論文の重要度や信頼性は、インパクト・ファクターよりも、読者自身によって判断する必要がある。すなわち、読者はつねにクリティカル・シンキングをもって懐疑的に、論文の内容は「新知見か？」「真実か？」「重要な内容なのか？」などを自身に問いかけながら読むことが重要である（図5）。

歯科関連の代表的雑誌のインパクト・ファクター（2008年）

ランク	雑誌名	インパクト・ファクター
1.	CRIT REV ORAL BIOL M	6.000
2.	J DENT RES	3.475
3.	J ENDODONT	3.077
4.	PERIODONTOL 2000	2.800
5.	CLIN ORAL IMPLAN RES	2.479
6.	J PERIODONTAL RES	2.472

生命科学の代表的雑誌のインパクト・ファクター（2006年）

ランク	雑誌名	インパクト・ファクター
1.	CA-CANCER J CLIN	63.342
2.	NEW ENGL J MED	51.296
3.	ANNU REV IMMUNOL	47.237
4.	ANNU REV BIOCHEM	36.525
5.	REV MOD PHYS	33.508
6.	NAT REV CANCER	31.583
∫	∫	∫
9.	SCIENCE	30.028
10.	CELL	29.194

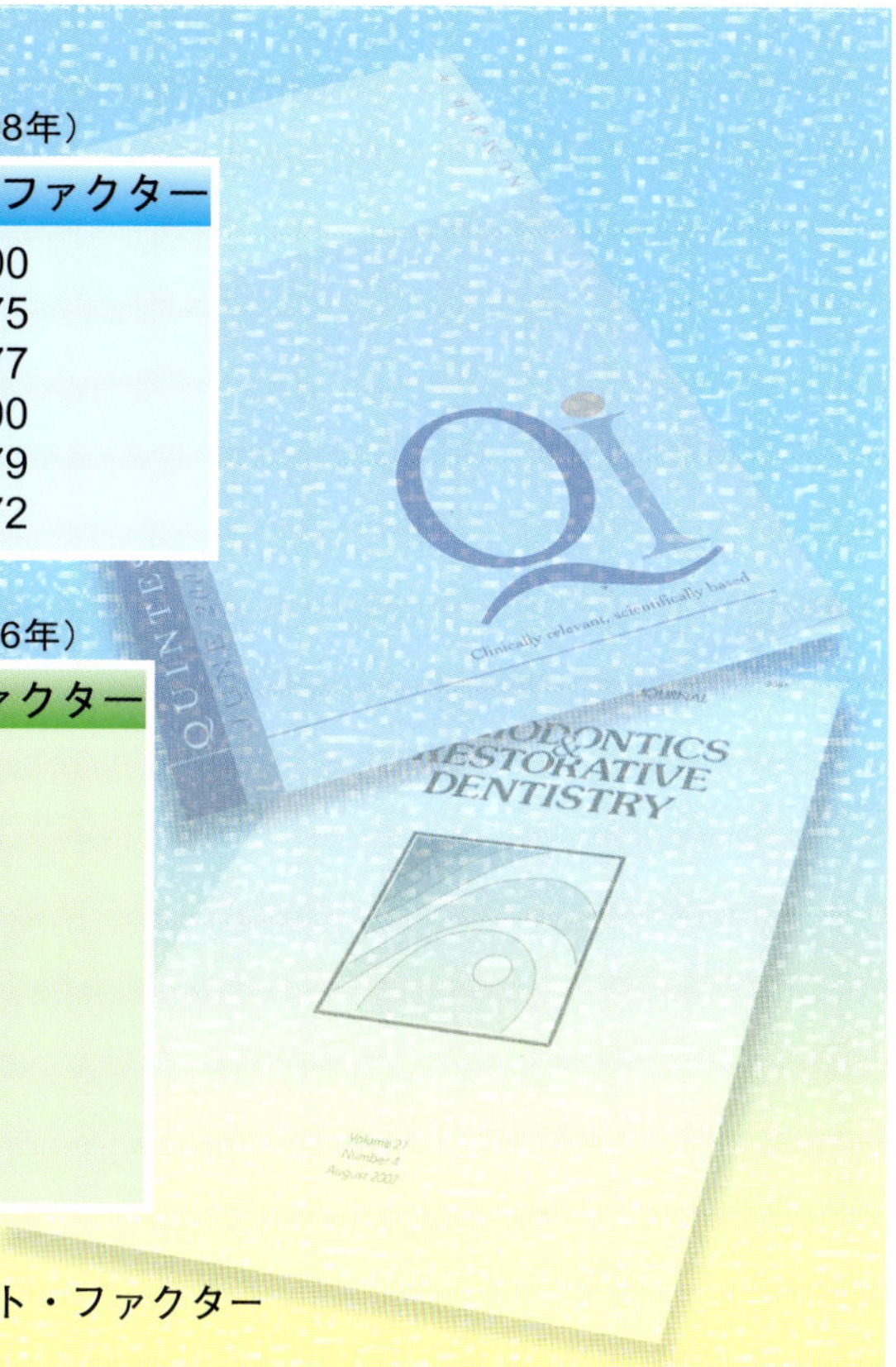

表４　代表的雑誌のインパクト・ファクター

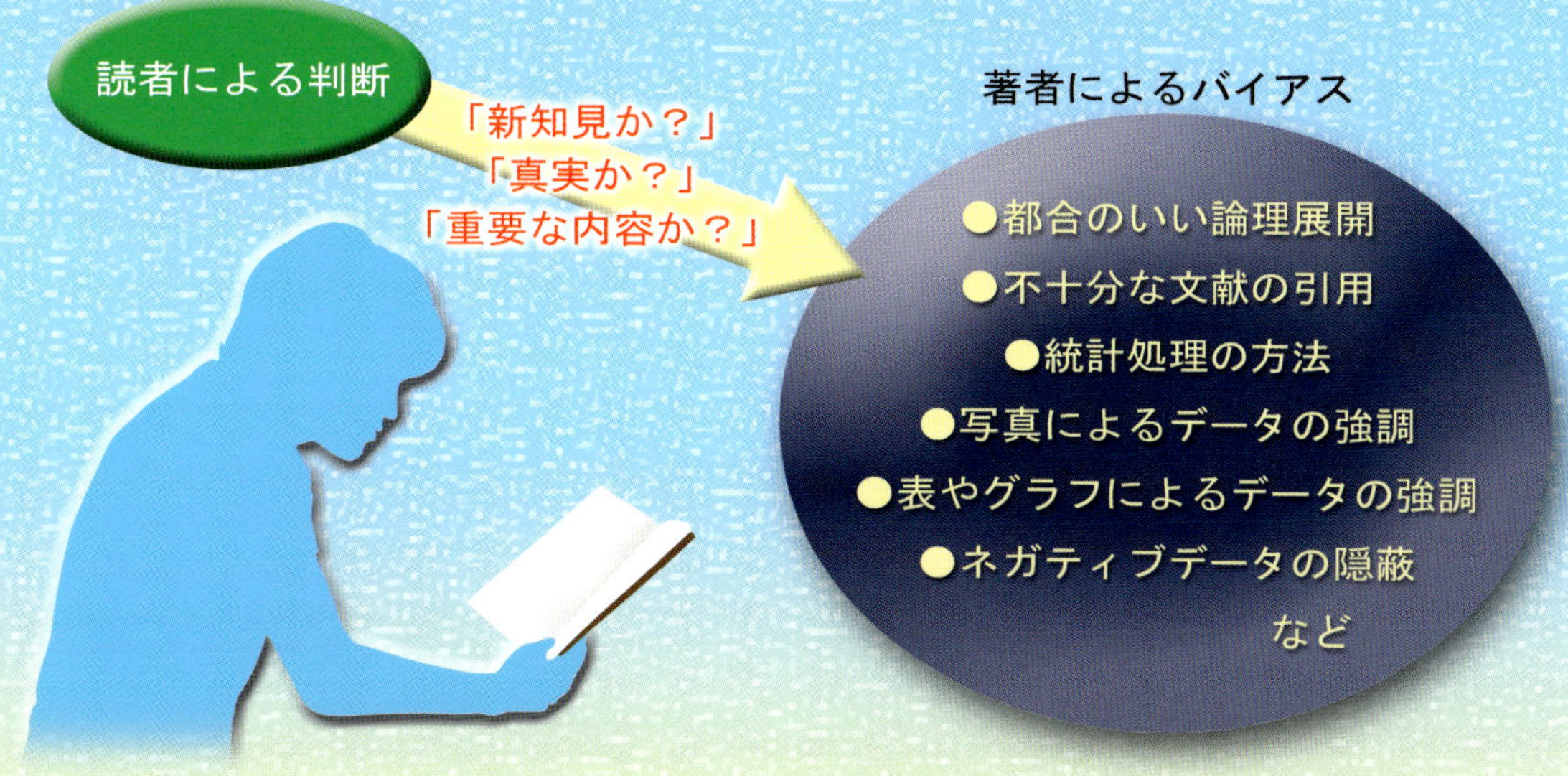
読者による判断
「新知見か？」

「真実か？」

「重要な内容か？」

著者によるバイアス
●都合のいい論理展開
●不十分な文献の引用
●統計処理の方法
●写真によるデータの強調
●表やグラフによるデータの強調
●ネガティブデータの隠蔽
など

図５　最新論文の重要度を読者自身で判断する必要がある

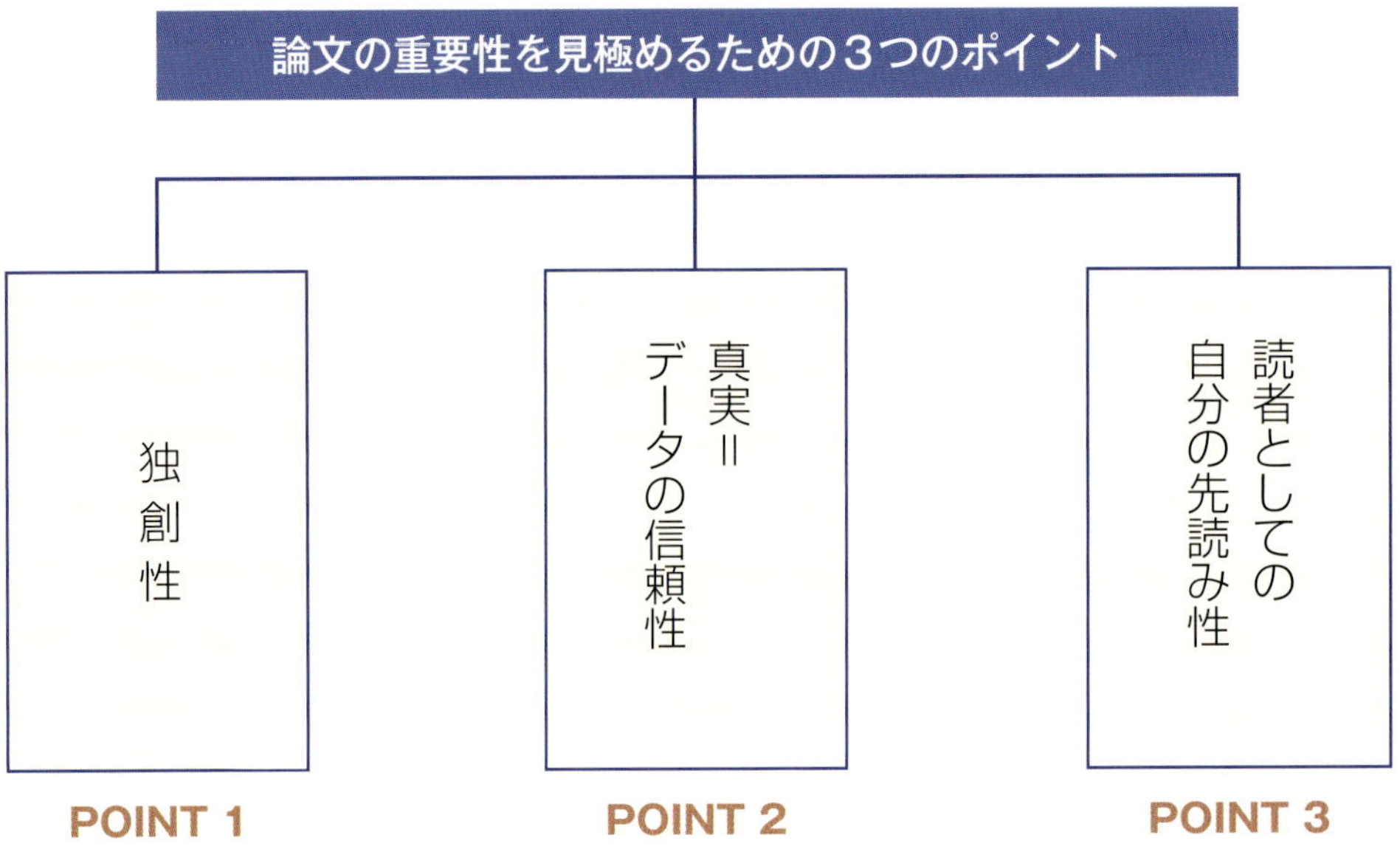

論文の「重要性」を見抜くには鍛錬が必要

質の高い論文にはより独創的なものが多いことから、論文の独創性を評価することは大事である。一方「新知見」という言葉には広い意味があり、これまでに発表されていない新しいことが少しでも含まれていれば「新知見」である。ただし、それが独創的とは限らない。過去の研究で用いられた動物種や人種、細胞種を変えただけの論文のデータの大半は、実験前に予想できるものであり、独創的とはいえない。独創的なデータを示した論文には、最新の実験手法が取り入れられていることが多い。そこで実験手法や方法が最新のものであるかを見ることも独創性の判断の1つになる。

「真実」とはデータの信頼性を指すものであり、データに再現性のあることが大前提である。それは測定値の解釈や誤差、コントロールの妥当性などから評価することができる。論文中のデータの再現性の有無は、すぐには判断できない。結論を導き出す複数のデータ間に矛盾がないことがその証拠の1つとなる。また、信頼性の高いデータほど、後に他の研究者によって評価され引用されることも多い。そこで引用解析（Citation Analysis）は信頼度の高さを知る1つの方法となる。Thompson社の引用分析は契約している図書館などで知ることができるが、臨床医が簡単に知るには、Google Scholar（http://scholar.google.co.jp/）の引用元がある。

論文が「重要な内容」であるか否かは、後になってわかってくることが多く、論文が掲載された段階で客観的に判断することは困難である。論文の重要性を見抜くには、将来その研究からどのような有益なことが導かれるのかを予想する先見の明が必要である。これには個人差がある。重要性の判断は具体的に重要であるものを絞り込むと、可能になることがある。たとえば、読者が臨床に役立つものを「重要な内容」とすると、判断の基準が狭まり容易になる。

論文投稿で見えてくることも多い

以上のように、日々世界中から膨大な数の雑誌に膨大な数の論文が掲載されるなか、情報として受け入れるべき有益で正しい情報のみを抽出することは、必ずしも容易ではない。「その方法の詳細についてはDM.ブルネット著「クリティカル・シンキング」を見ていただきたい（クインテッセンス出版）。

しかし、自らが論文を書かずして他人の論文を評価することは困難なのではないだろうか。論文を書いて投稿することで、見えてくるものも多いように思う。したがって、論文投稿の機会が少ない臨床医は、自らのクリティカル・シンキングを可能な限り涵養する必要があるだろう。

PART 3

論文を「探す」・「読む」ツボを知ろう

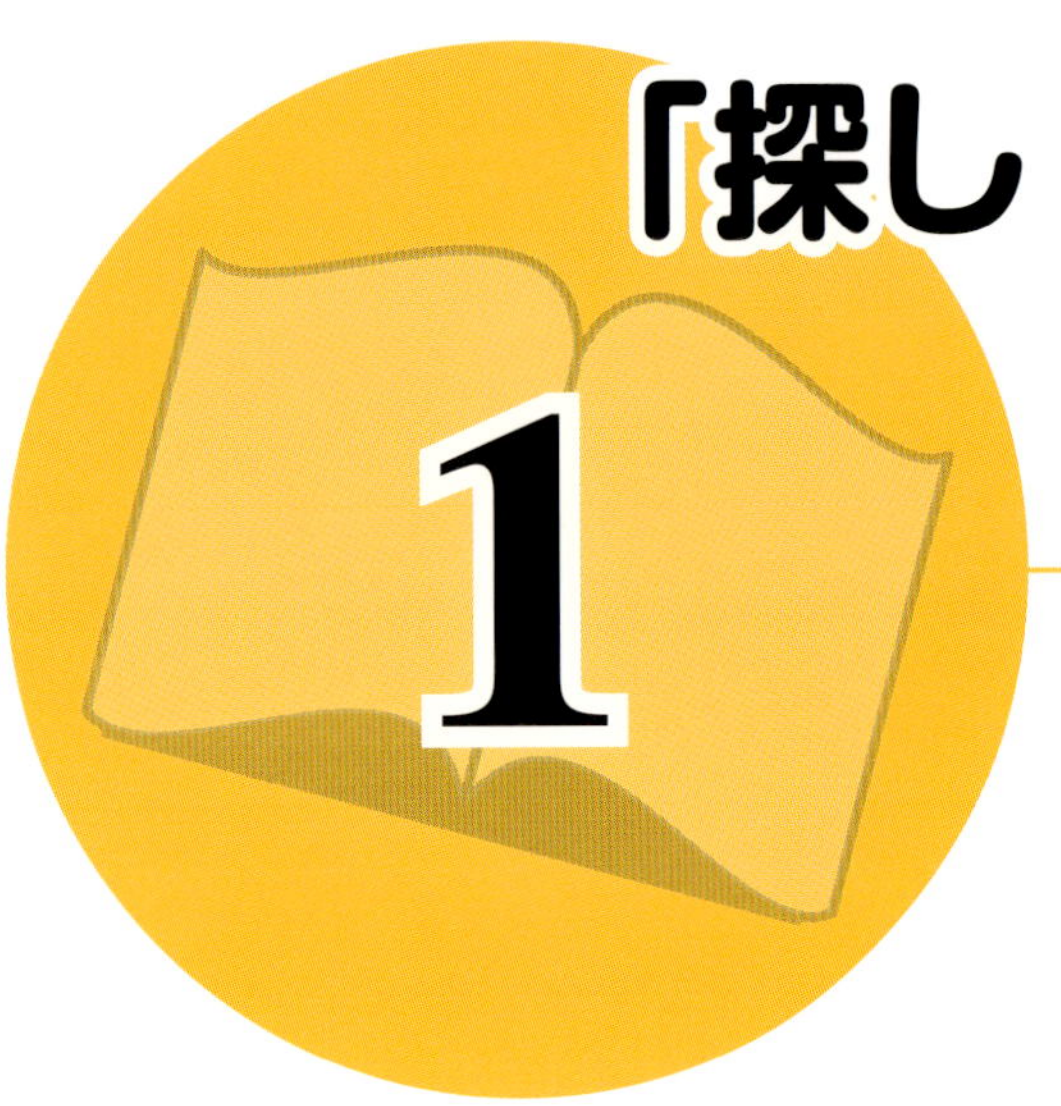

論文を効率よく「探し・読み・役立てる」ためのコツを学ぶ！

八重垣　健

なぜ、論文を探すの？

PART1にて「論文は患者と臨床医のために存在する」ことを説明した。とはいえ、「臨床に必要な勉強は、大学の講義や講演会だけで十分」と考えている人々もかなり多いのではないだろうか？　それは大間違いである。講演・講義には、第三者の介入がない。受講者と教える側だけしか存在しない。悪い言い方をすれば「教える側のいいたい放題」が可能である。「EBMがあるべき講演で、EBMのない講演」が行われていることが少なくない。また多くの聴衆にクリティカル・シンキング力がないため、「EBMのない講演」をEBMがあるものと勘違いする。言葉巧みな講演者であれば、その効果は絶大である。

クリティカル・シンキングがわかる者から見れば、眉をひそめる講演者が、わが国の歯科界では教祖様になることが少なくない。言い換えれば、講演会から得る知識は要注意である。読者は生涯研修などで講演会などの出席も多いだろう。クリティカル・シンキングを駆使して、疑問点をどしどし見つけ、講演者に質問しなければ、講演会が「真に臨床に役立つ」ものになるとは限らない。

一方、論文のほとんどは、第三者（査読者）が論文を評価して、一定の科学レベル・客観性が確保された論文を公表している。論文の方が、遥かに信頼性が高い。もう1つの長所だが、おかしい点や不明な点があれば、即座に何度も読み直せる。また、費用もごくわずかですむ。

以上が、論文を読む理由である。すなわち「**自らの力で自ら学ぶ**」ことが必要である。アメリカ歯科医師会の「倫理」規定には「歯科材料でさえ業者の説明に頼らず、その有効性や安全性について、歯科医師自ら調べ自ら判断し、正しい知識を得る」ことが義務づけられている。「自らの力で自ら学ぶ」ことは先進国・歯科界の常識である。

気になる論文の探し方

歯科医師国家試験や入学試験など、受験勉強は十分やってきた臨床医だが、「自らの力で自ら学ぶ」ことは難しい。古来より学問は「文字」を読むことに始まるものだが、歯科界は、目で見て耳で聞き、手で体験することが主流となってしまった。この学習法を付け焼刃という。ましてや、近年頻繁に利用されているホームページからの情報収集は客観性がなく論外だ。したがって真の学習は、成書や論文、とくに原著論文を読むことにある。

論文を読むとき、読者は著者と対峙しているため、そこに第三者は存在し得ない。すなわち第三者が真実を歪曲することはない。しかし講演会・ホームページなどでは、第三者となる演者・ホームページ開設者による事実の歪曲が発生しやすい。したがって真実を知るにはクリティカル・シンキングを持ち、自らの力で論文を読むしかない。

今さら論文を探すこと読むことに困難を感じる臨床医も少なくないだろう。しかし、それを簡単に行うステップがある。次頁よりそのコツを順を追って示す。また学ぶべき論文を探す手順や、読む順序も示しておくので初心者はこれに従うとよいだろう。また文章が苦手な臨床医のためには、平易な拾い読み法も記載した。積極的に論文を探し、クリティカル・シンキングで論文を読む臨床医が増えれば歯科界再興の力になる。

論文を探す・読むコツ１

まずは定点調査で情報をキャッチ

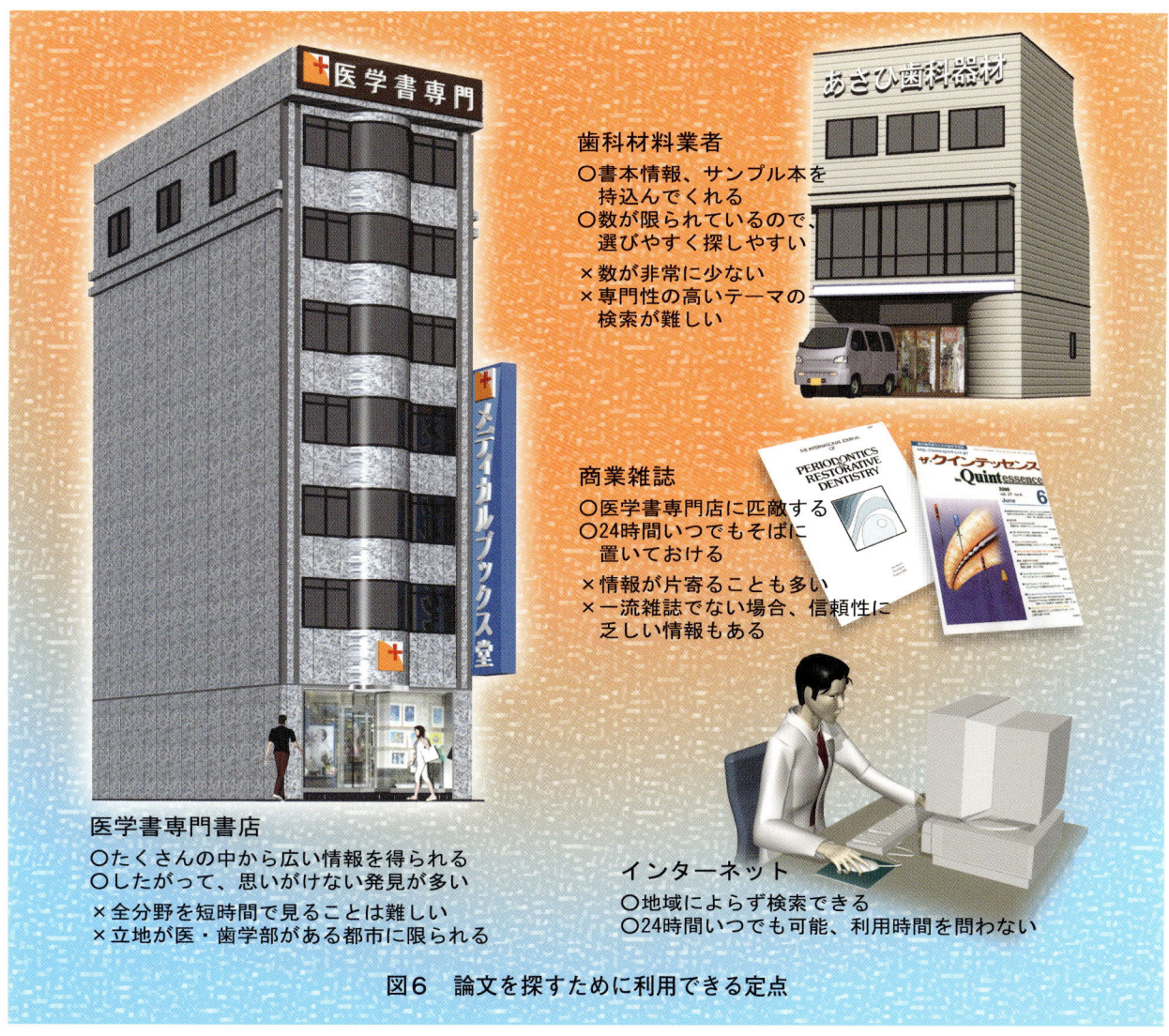

図６　論文を探すために利用できる定点

定点調査は行きつけの本屋を持つのと同じ

一般書を探す場合、行きつけの本屋（定点）をときどき訪ねて興味ある本を見つけるという人は多い。同様に、臨床医がよい論文を探すためにも、この手法が使える。利用できる定点を図６に示した。忙しい臨床医には、the Quintessenceのような商業雑誌を定点にするとよい。毎月、隅から隅まで目を通すと幅の広い情報源となる。すなわち論文を多読するのに等しい。それも、多くの人が知るべき新情報ばかりなので、新聞などの書評で一般本を探すのに似ている。ただし、これは誰もが認める一流商業雑誌に限る。また、次項に示すインターネット検索が習得できれば、これは非常によい定点となる。

論文を探す・読むコツ2

興味あるテーマの追跡法を知ろう

定点調査で興味ある論文を発見したら、その引用論文を読んでみる。また、キーワードを決めて同じテーマの論文を検索するとよい。論文の探し方を図7に示した。無料ダウンロードが可能な論文も多い。英文誌では多くの場合、そのホームページに行けば購入できる。あるいは、論文著者に別刷送付を依頼するか、医科・歯科系大学図書館に郵送依頼するのがよい。ちなみに別刷依頼に無償で応じるのは著者の常識となっている。最近では著者にEメールで依頼するとPDFファイルを送ってくれることが多い。

キーワードの選び方

PubMedでは著者のEメール住所がアブストラクトとともに出てくることが多いので役立つ。Eメールがなくても所属大学名など出てくるので、大学ホームページを検索エンジンで調べ、著者のEメールを見つけることができる。

また、PubMedやm3.com（日本語ページ）には、同じキーワードの論文を定期的に報告する無料サービスがある。これも定点調達のための一手段である。また、これらから英文抄録もダウンロードできる（図7）。これを使い論文を読んでいけば、誰もが世界レベルの臨床医になり得るだろう。検索時のキーワードは複数でなければならない。たとえばFluoride（フッ化物）のみPubMedに入力すると莫大な数の論文が出てくる。とても読める論文数ではない。キーワードを増やして自分の興味を絞り込む。たとえば「フッ化物添加歯磨剤の再石灰化」に興味があれば「fluoride AND remineralization AND toothpaste」と入力する。

ちなみに再石灰化は直訳のrecalcification（これでは数編しか出てこない）より、英語ではremineralizationということが多い。英語でさえ選び方を誤るとキーワードにならない。ましてや、日本語英語は役に立たない。たとえば、日本人が普通に使うMI（Minimal Invasive〔Intervention〕Dentistry の略）だが英語では通用しない。最近、やっとMIを知るアメリカ人が出てきたぐらいである。すなわちキーワードの選び方には注意が必要だ。試行錯誤し経験してほしい。

日本語論文？英語論文？

世界のトップクラスの日本人研究者は原著論文を英語で書き、日本語はまず書かない。Google Scholarで論文検索すると、その分野で影響力のある著者5名の名前が出てくる。ところが、英語検索で世界のトップ5名に入る日本人研究者が、日本語検索では出てこないことも多い。言い換えれば、日本語論文のみの学習では、世界的な日本人研究さえ学べない。また、日本語論文は国際論文に比べ科学的評価がかなり低い。したがって、日本語だけで学ぶ臨床医は、価値の低い臨床研究を権威あるものと誤解し、臨床に応用することが少なくない。実際このように誤った臨床が流布し、偽真理なることも多い。これは臨床医が犯す最悪の瑕疵であり、患者への背徳となる。このような誤りを避けるためにも、臨床医は科学的評価の高い英語論文を読む必要があろう。

しかし、日本語で学べれば、これほどやさしいことはない。そこで1つの抜け道がある。あらかじめ注意したいが、この方法では世界のトップ研究者の日本語論文であっ

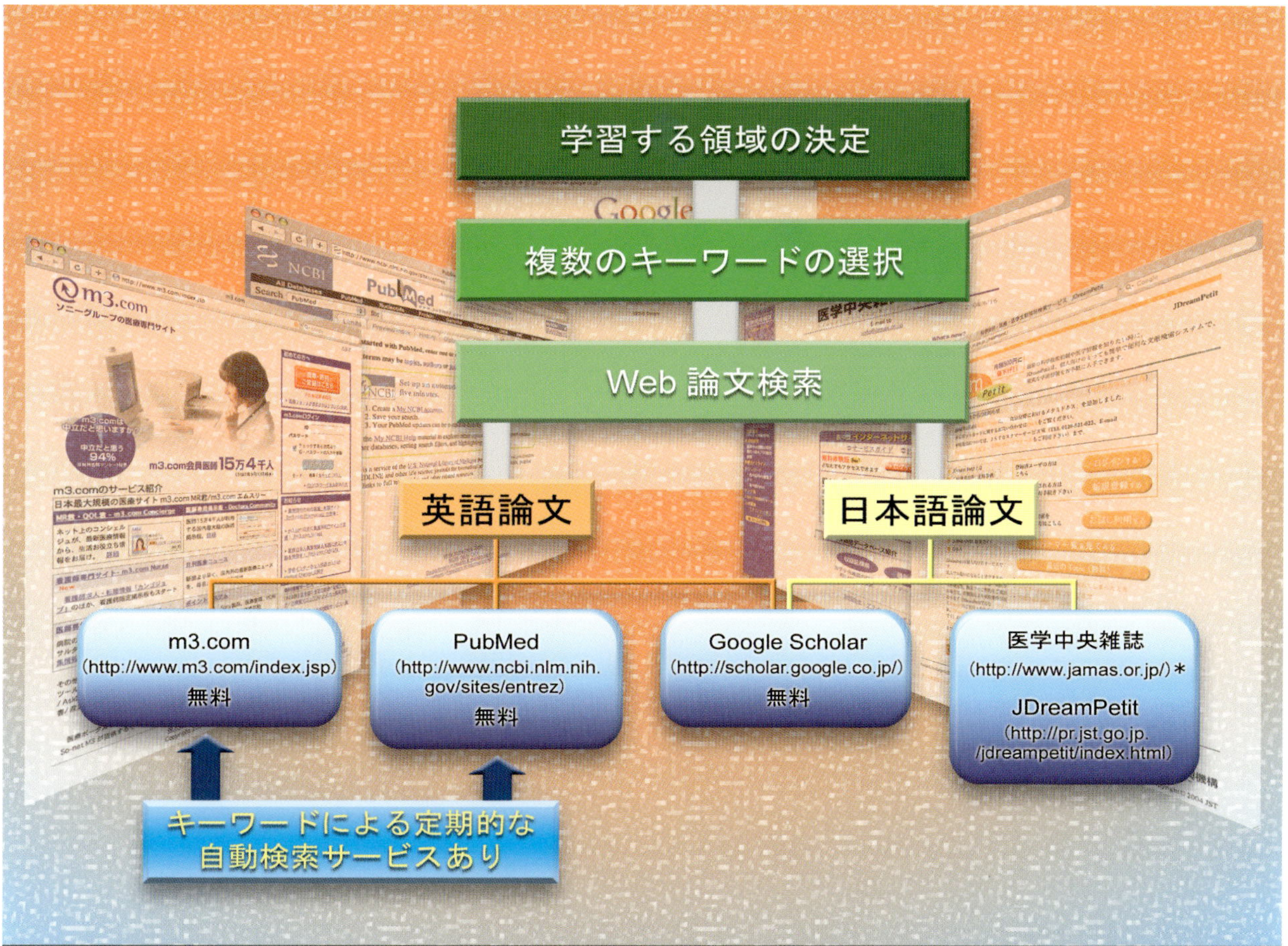

Google Scholarは日本語・英語で科学論文等を検索できる。しかも、重要度の高い順に出てくる。しかし最新論文を探すには他のサイトが便利であるが、他の日本語論文検索サイトは有料である。日本語論文は科学的評価が英語より低いばかりか、先端データが出てこないことも多いので英語論文を読む必要がある。　＊他にも日本語論文サイトがあるが、ここでは収載歯科雑誌が多いものを示した。

図7　キーワードによる原著論文の探し方

ても、数年遅れの可能性がある。

図7に示すように、Google Scholarの英語検索、あるいは前述したPubMedの検索方法で世界トップ研究者から日本人を探す。Google Scholarの世界のトップ5名に日本人がいなくても、そのページに出てきた論文から丹念に日本人著者の論文を探す。

その著者名で、所属研究室のホームページを検索し、ホームページの記載から日本語文献を見つけるのが早い。しかしホームページが充実していない場合は、その著者名を医学中央雑誌で検索する。有料の医学中央雑誌が使用できなければ、Google Scholar日本語検索を用いる。しかしGoogle Scholarは商業誌論文を多く収載していないので、医学関係商業誌は日本医書出版協会の雑誌検索サイト(http://www.medbooks.or.jp/journal/)、歯学関係商業誌はクイントデンタルゲート(http://www.quint-j.co.jp、無料会員登録要)で検索すると容易だ。世界のトップ研究者は、日本の学会誌での論文が少なくても、商業誌に依頼原稿を書いていることが多い。次に同研究者の書籍を、日本医書出版協会の医学書検索サイト(http://www.medbooks.or.jp/search/)や、アマゾン(http://www.amazon.co.jp/)、各専門書出版社などの検索サイトで探す。見つかりにくい場合は、その研究指導者名で探す。英語論文の中でcorrespondenceとして記されている共著者が研究指導者である。

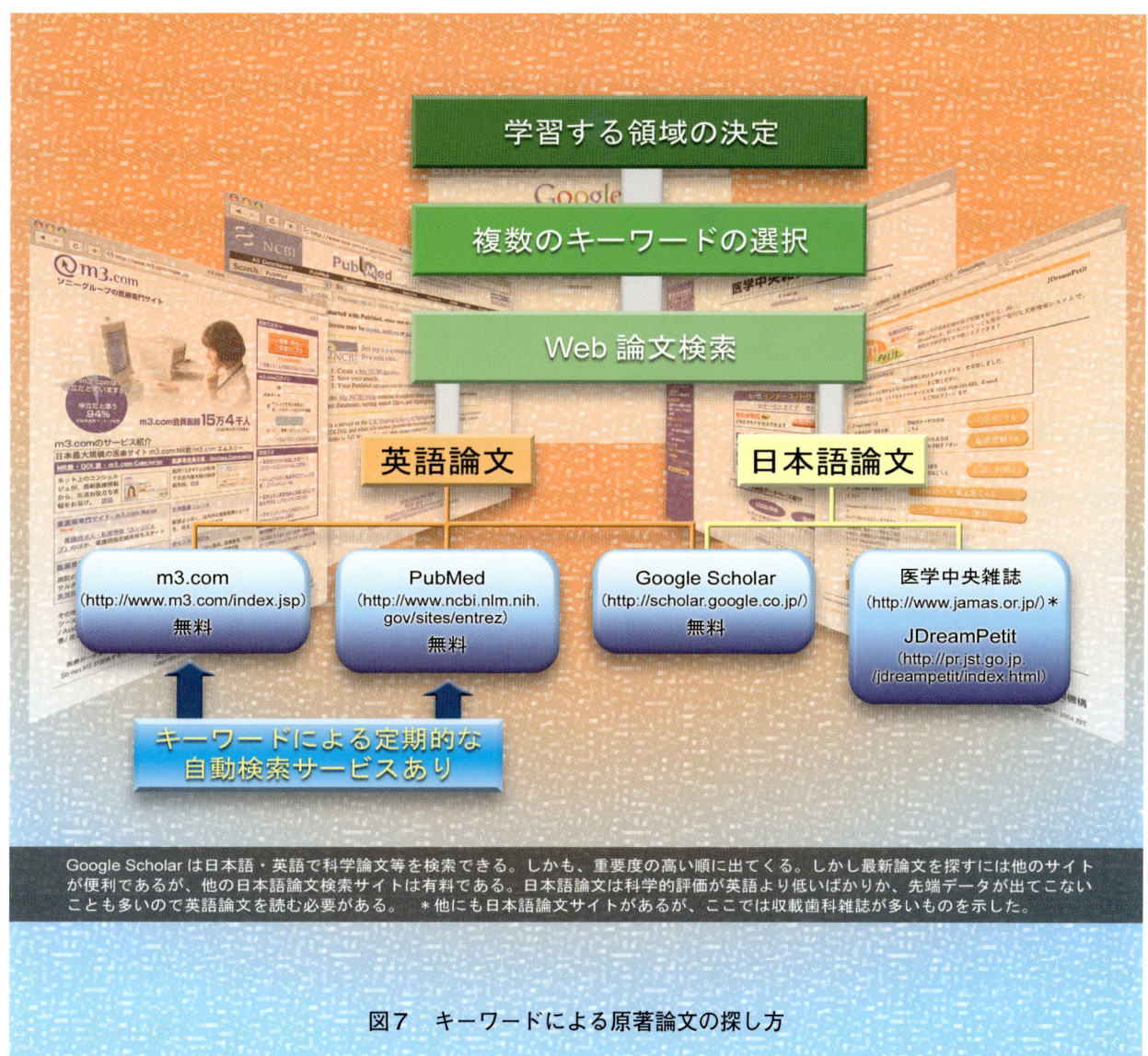

論文を探す・読むコツ3

重要表現を探しながらの拾い読みも可

論文の正しい読み方を、ＰＡＲＴ５に記した。これに従えば、論文が順序良く隅から隅まで理解できる。大学院や学部などで教わる読み方である。とくに訓練途中の若い研究者・臨床家は、これに従わなければならない。ところが、読む意欲・興味が乏しい場合は難しい。文章を読むのが苦手な臨床家は一層難しい。その場合は、拾い読みを薦めたい。論文解釈を間違わなければ、まったく読まないよりは、少しでも読んだ方がよい。ただし、ＰＡＲＴ４に記した「読み方の能力」がある者に限る。

一通りの論文の読み方を、フローチャートで示した（図８）。まずは、タイトルを理解する（ＰＡＲＴ５参照）、次に抄録をすべて理解する。抄録でも、論文の「目的」は簡単に説明されているため、この理解は必須である。だが「方法」については抄録では、非常に簡単にしか記載されていないので、経験の浅い者には理解が難しい。しかし、一応、査読をパスした論文であれば、方法論には大きな問題はない。とはいえ、学内誌や一部の学会誌では、実質的な査読がない場合もあるので注意して欲しい。

論文の序論では、「研究目的」が詳しく記載されている。まずは目的の正確な理解に的を絞る。目的を知ったら、「方法」のパートに移る。ここでは方法を分類し記載している中から、抄録で理解できなかった方法を探し、拾い読みする。多くの臨床論文はすでに確立している方法論を用いているか、あるいはそれを応用したものばかりなので問題は少ない。また経験を積めば研究方法の個々の名前を見ただけで、その内容が理解できる。結果では、図表の理解に努める。　英語論文では、図の説明が詳しいので、本文を読まなくても理解できる。そして「結果」が「抄録」の結果と一致するか否か確認する。考察では、著者の論理と因果関係が正しいか否かに的を絞る。日本人論文では、過去の論文情報の羅列が多い。このような羅列は、論理には関係ないので、拾い読みは不要である。

考察を読む時には、「したがって」「重要」「必要」「有用（効）」「つまり」「非常に」「極めて」などの語や、大小を現す言葉の周辺に、重要な記載があるはずなので、これらの言葉を探す。また「たとえば」を見つけると具体例が見つかる。また「なぜなら」という語には理由の説明が続く。この読み方でも、ＰＡＲＴ４に記した「読み方の能力」が身についた者であれば論理が、概略理解できる。英語論文の場合でも、大小を表す語やtherefore、hence、thus、conclude、suggest、imply(ied)、assume、show、indicated、found、demonstrated、because、however、asなどの単語の後に、重要な記載がくる事が多い。最後に、再度抄録の記載と「自分の理解」に矛盾がないか確認して終了する。

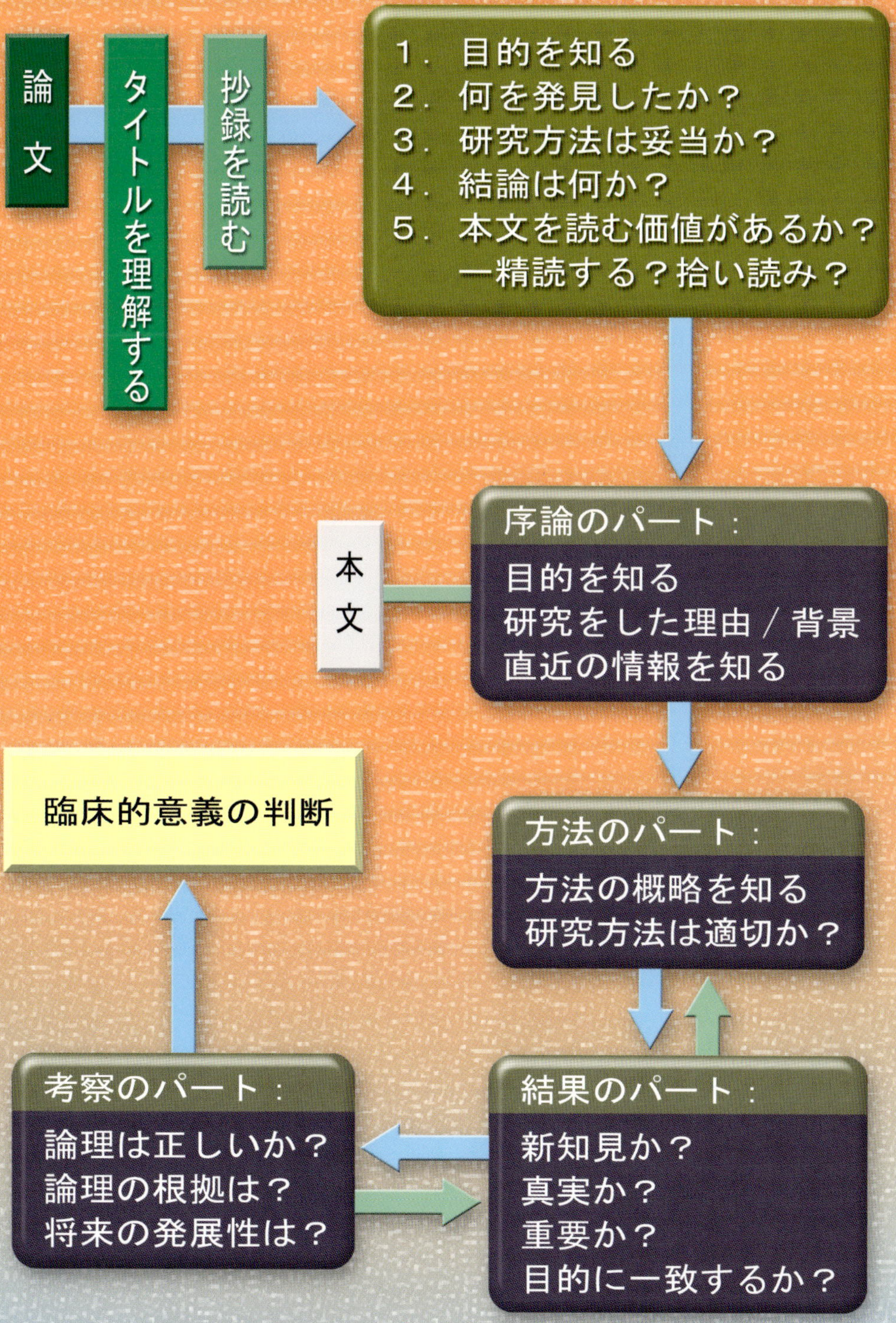
論文
タイトルを理解する
抄録を読む
1．目的を知る
2．何を発見したか？
3．研究方法は妥当か？
4．結論は何か？
5．本文を読む価値があるか？
―精読する？拾い読み？
本文
序論のパート：
目的を知る
研究をした理由／背景
直近の情報を知る
方法のパート：
方法の概略を知る
研究方法は適切か？
結果のパート：
新知見か？
真実か？
重要か？
目的に一致するか？
考察のパート：
論理は正しいか？
論理の根拠は？
将来の発展性は？
臨床的意義の判断

タイトルを完全に理解し、次に抄録を理解する。ここまでが必要最低限である。m3.com で検索した英文抄録は、自動単語翻訳機能があるので、容易に読解できる。抄録を読んで、本文を読む価値があるかを判断してほしい。「自ら学ぶ」訓練ができてない者は、この判断が難しい。頼る指導者がいなければ試行錯誤するほかない。本文を読むのが難しければ拾い読みでよい。ただし、臨床応用あるいは患者説明などに使う意思があれば精読しなければならない。

図８　論文を読む順序とポイント

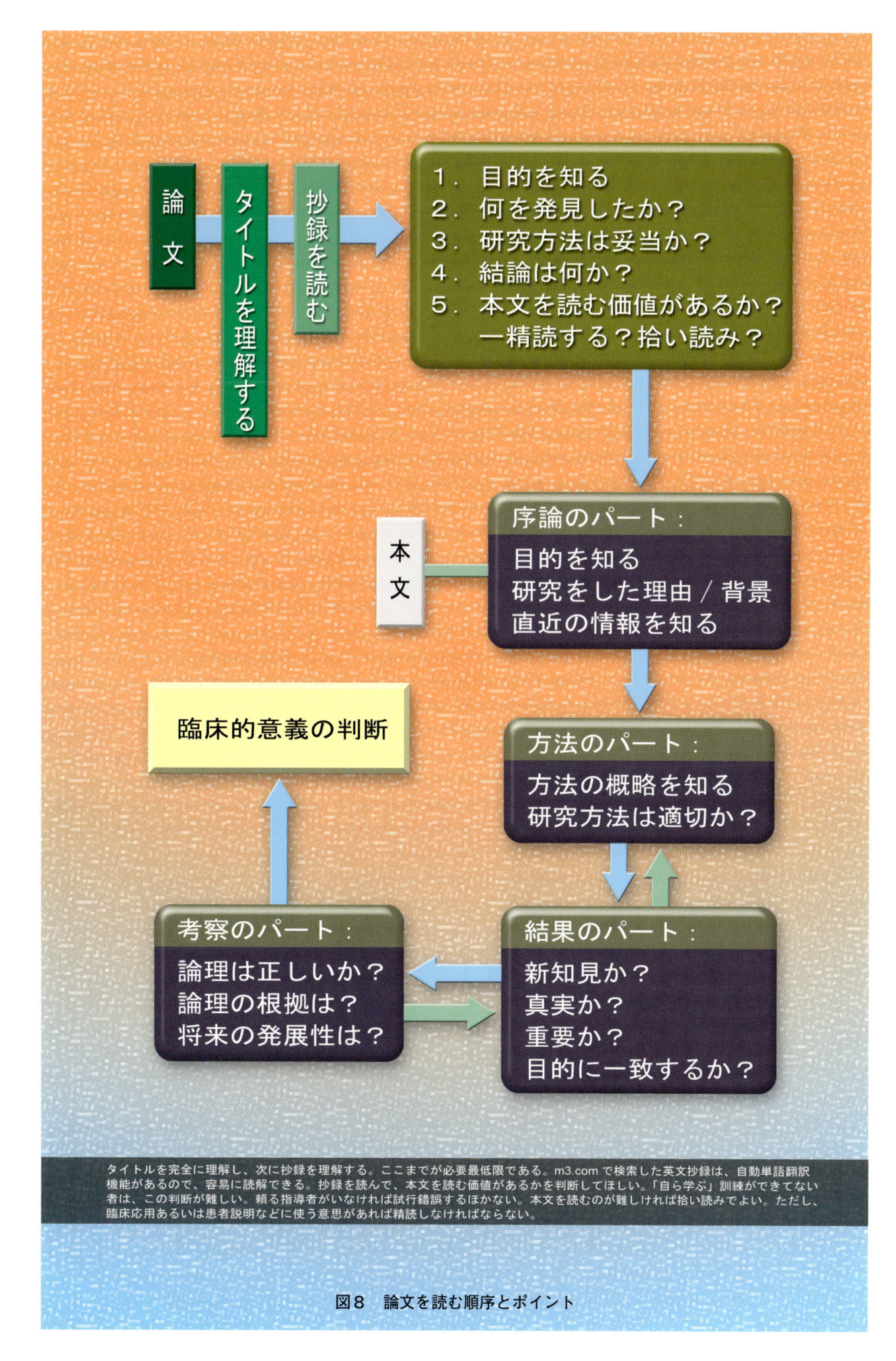

論文を探す・読むコツ4

タイトルの理解はすべてに勝る

英語論文読解トレーニング法

英語の理解はクリティカル・シンキングの理解そのものでもある。よって、英文読解は必須といえる。英語論文を読むには、まずタイトルを完全に理解する。日本語論文のタイトルは「XXXXとXXXXの関係」「XXXXの研究」などのように、研究結果どころか仮説でさえ分からないことが多い。一方、英語論文では、研究結果を的確に示すタイトルが多い。また、結果まで至らない場合でも、研究目的が明確に理解できるタイトルが多い。すなわち、タイトルの理解はすべてに勝る。図9に例を示した。

一方、英語論文というと誰もが英語読解能力に悩む。英語読解は必須である。そのトレーニングのためには、まず学習するテーマを絞る。たとえば「タバコと歯周炎」の関係に的を絞る。前々項「論文を探す・読むコツ2」に従いキーワード「tobacco AND periodontitis」また「cigarette AND periodontitis」で文献検索をする。さらに定期的な自動検索サービスに登録するとよい。1、2週間おきに検索し、この「タバコと歯周炎」の論文一覧から、読む論文を決める。英語力が心配な者には、試すべき3つの方法がある。

①まず臨床疫学あるいは100%臨床の論文を選ぶ。生化学実験や細菌学実験などの基礎の実験が入っている論文は、日本語でも難しいので初心者は避けた方がよい

②英語に慣れるまでは、ページ数の少ない論文を選ぶ

③日本人が書いた英語論文から読み始める。多くの日本人は、単純な英語しか書かない。語彙も少ない。そのうえ日本語発想が残る英語なので、日本人には読みやすい。自分が探すキーワードに加えて「AND Japan」と追加すれば、漏れは多いが日本人の論文ばかり出てくる

日本人英語が簡単に読めるようになったら、他の国の論文に挑戦する。英語母国語人の中では、アメリカの英語はイギリス・カナダに比べレトリックが少なく、日本人には概して理解しやすい。

このようにして、毎月2、3編の論文を1年間コンスタントに読むと、英語能力は十分開発できる。もちろんトレーニングなので拾い読みは不可である。きちんと毎回ワープロに抄訳を書いていくとよい。そうすれば、1、2年で辞書を余り使わず読めるようになる。そうなってきたらテーマを変える。これを3、4回繰り返せば、ほとんどの臨床論文が、限られた数の専門用語を調べるだけで読めるようになる。その結果として、on timeで世界最先端の知識が身につくという素晴らしい経験を実感できる。自分の机の上で、自分自身で世界の最新情報を学ぶ実績は、一生の自信につながる。

さらに途切れることなく日常生活の中で英語論文を読み続ければ、頭の中で英語を日本語に翻訳しなくても、英語論文が理解できるようにもなる。つまり英語を英語で理解できる。夢のような話に聞こえるかもしれないが、だれにでも可能だ。

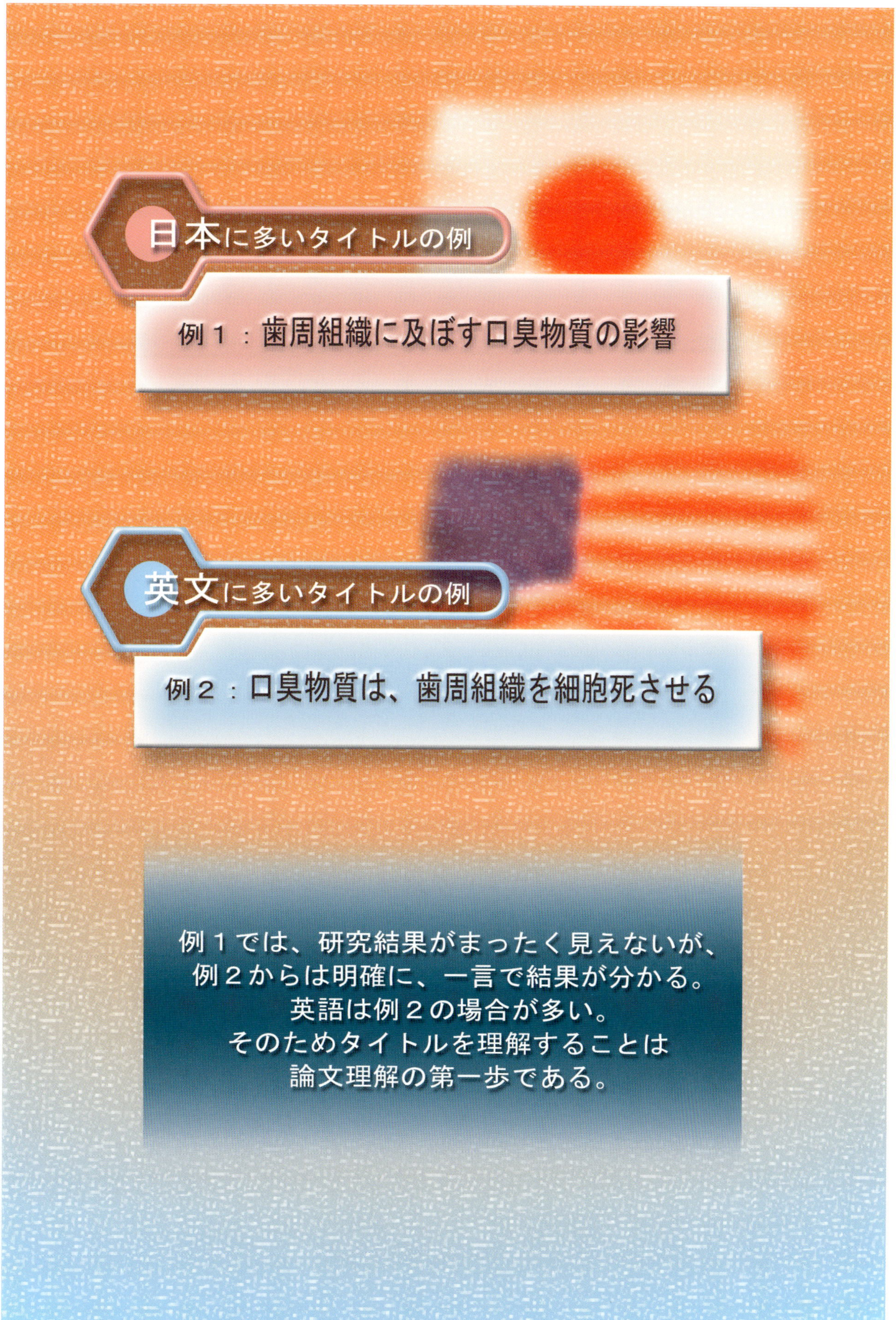
日本に多いタイトルの例
例１：歯周組織に及ぼす口臭物質の影響
英文に多いタイトルの例
例２：口臭物質は、歯周組織を細胞死させる
例１では、研究結果がまったく見えないが、
例２からは明確に、一言で結果が分かる。
英語は例２の場合が多い。
そのためタイトルを理解することは
論文理解の第一歩である。

図９　タイトルの理解は論文を読むための最初のステップ。ただし、そのつけ方は日本語論文と英語論文では違いがあるのも事実

論文を探す・読むコツ5

論文を積極的に活用するには

論文を積極的に活用するには

　定点調査などで多くの論文を探しても、読まないかぎり、臨床に活用できない。多忙な、それも幾種類の仕事を抱え込んでいる人間ほど、「じっくり読む」ことは難しい。読むのはわずか10分で十分なのだが難しい。学生の場合は、「他の学生の前で発表させる」など抄読会形式にすれば、否応なく実質的に義務化することになり、読ませることができる。

　「なぜ、学生が読むか？」といえば、他人の前で恥をかきたくないからだ。もし読む時間のない臨床家であれば、学生と同様に自分を追い込むほかない。たとえば、スタッフ・ミーティングで、「スタッフに読んで聞かせる」と、スタッフと事前約束をするのも一手だ。もう1つの方法として、未読の論文コピーをつねに目に付く場所に積んでおく。そうすれば一体どのくらいサボっているかが一目瞭然となる。こうすると、多くの人々は読まざるを得なくなる（図10）。

　論文を読んでも時間がたてば内容を忘れる。そこで論文内容を的確に表すキーワード数語を、自分なりに選んで表紙に大きく書き込むとよい。こうすれば、いつでも論文が応用可能となる。余裕があれば、その論文のもっとも重要な結果を示す一文を書き込んでおくと、効果的だ。一方、読んで同感する文章にマーカーを入れる読者が多いが、読者が既知の事実にマーキングするのは意味がない。未知の事実にマーカーを入れる方が最重要だ。

　学ぶということは、新しい事実を学ぶのであり、自分の知識・思考に存在しなかった新しい事柄を、身につけることが学習である。

　既知の知識・経験の範囲内で、日常臨床を収めようとする歯科医師が多い。すなわち、新しい知識といっても、せいぜい講演会・講習会ぐらいしか仕入先がないという臨床医は、現行保険制度が100％機能しない限り、生き残りは難しい。

　論文を読むときは、いつでも知的懐疑心を持ち鑑識眼にて疑問事項を見つける必要がある。そして、その疑問の一文を論文に書き込み、決めた色のポストイットを挟む。そして後で、他の論文・テキストなどを参考に回答を「探求」し、見つける。そしてコメントを書き込む。これは、論文活用につながる。さらに、明日からの臨床に直結する文章は、大きく目立つように囲み、これも決めた色のポストイットを挟む。これも印象に残る。

　論文をすべて読むことができない臨床家には、PubMedからダウンロードした英文抄録に、前記と同様の対処をすることを勧める。知的懐疑心と鑑識眼を忘れなければ、国民のQOL向上に役立つ臨床医になることが可能だ。臨床の実際への活用は32～33頁を参照して欲しい。

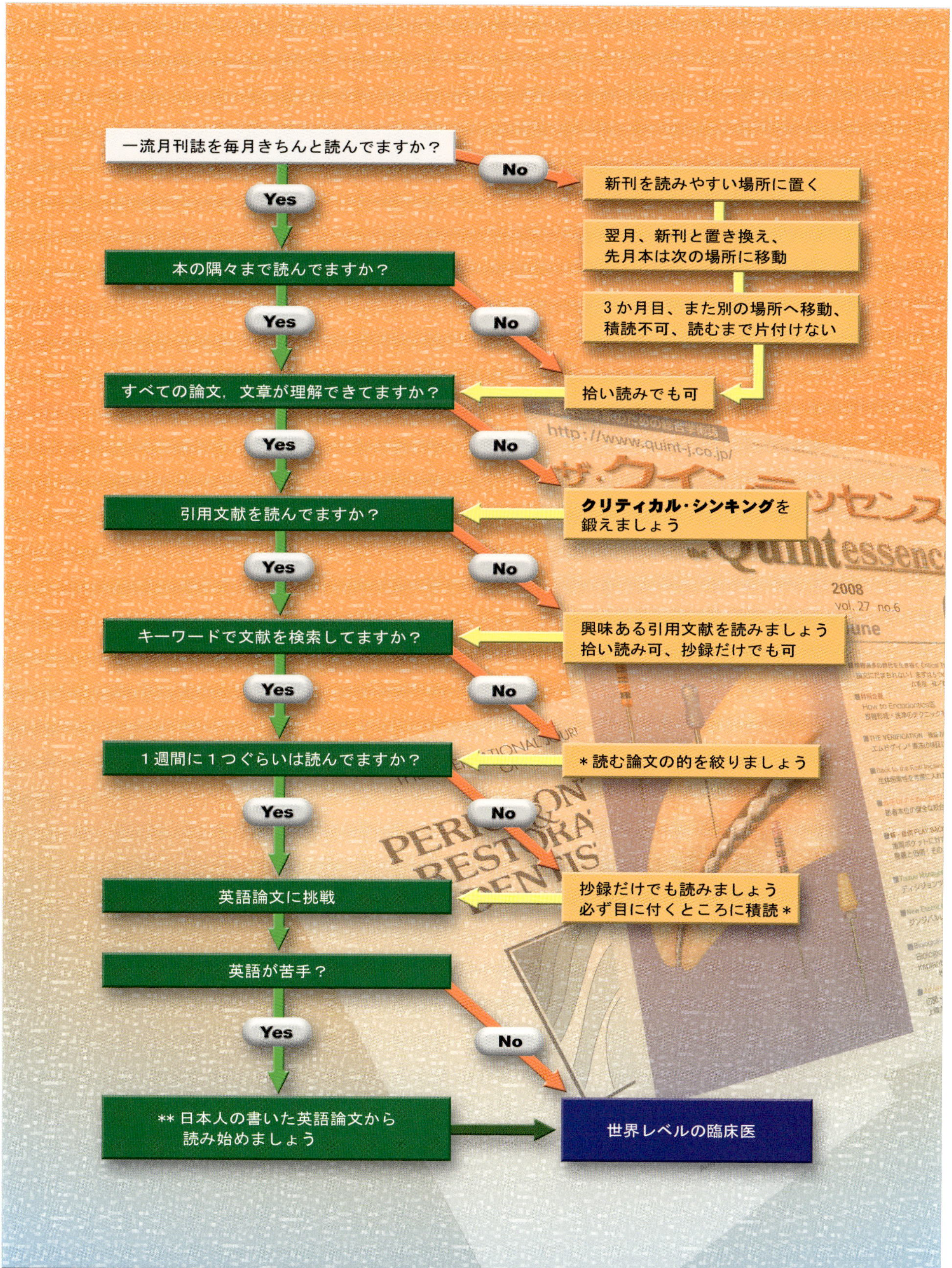
一流月刊誌を毎月きちんと読んでますか？
No
新刊を読みやすい場所に置く
翌月、新刊と置き換え、
先月本は次の場所に移動
3か月目、また別の場所へ移動、
積読不可、読むまで片付けない
Yes
本の隅々まで読んでますか？
Yes
No
拾い読みでも可
すべての論文，文章が理解できてますか？
Yes
No
クリティカル・シンキングを
鍛えましょう
引用文献を読んでますか？
Yes
No
興味ある引用文献を読みましょう
拾い読み可、抄録だけでも可
キーワードで文献を検索してますか？
Yes
No
＊読む論文の的を絞りましょう
1週間に1つぐらいは読んでますか？
Yes
No
抄録だけでも読みましょう
必ず目に付くところに積読＊
英語論文に挑戦
英語が苦手？
Yes
No
** 日本人の書いた英語論文から
読み始めましょう
世界レベルの臨床医
http://www.quint-j.co.jp/
2008
vol. 27 no.6

本フローチャートに従っても「めげる」読者が多いであろう。本文は「論文を探す・読むコツ3」に記したように拾い読みでよい。あるいは図8に示したように抄録だけでもよい。まずは、読むことを習慣化する。慣れたら少しずつ深く読み始める。

＊本文「論文を探す・読むコツ2」参照。　＊＊本文「論文を探す・読むコツ4」参照。

図10　積極的に論文を読むためのフローチャート

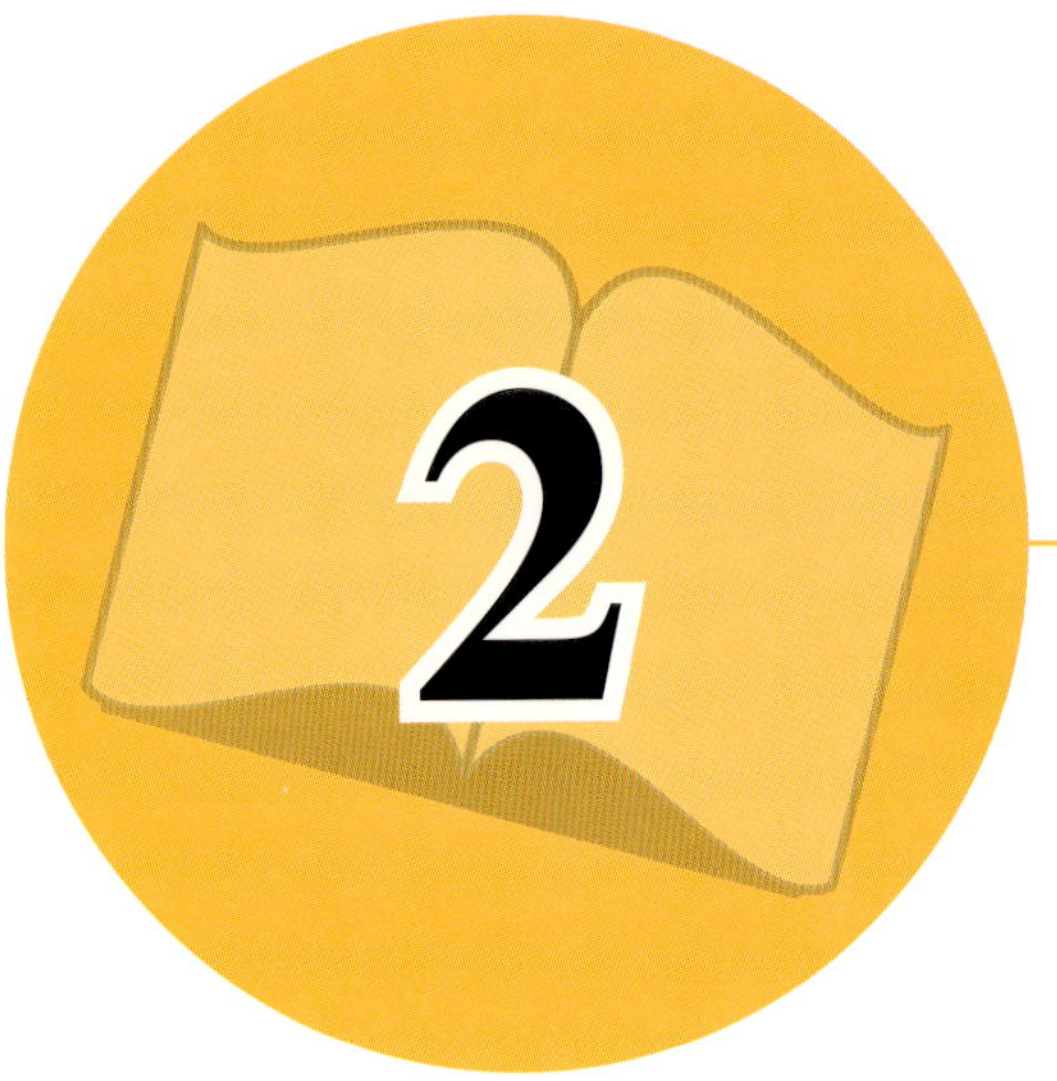

日常臨床の疑問を解決する

佐々木啓一

日常臨床の疑問は，自分で論文を読み解決しよう

具体的な臨床上の疑問点を「Clinical Question：CQ」（図11）として構成し、科学的な論文を検索することは、臨床医にとって以下のような利点となる。

①統計的手法による包括的な結果をサーベイできる

「思い込み」や一般常識と科学的研究結果は必ずしも一致しない。自分自身の経験として、印象的な事象として記憶に残った「思い込み」を是正できる。

②治療計画の立案、治療方法の選択を、エビデンスに基づいて行う

症例ごとの治療計画、治療方法をEBMに基づき決定することで、治療結果の予測をある信頼性の範囲で行える。また、これを患者に明示することにより患者から信頼を得ることができる。

③論理展開を学ぶことにより、臨床的問題解決のための思考力がアップ

いわゆる学術誌には、査読を受けた一定レベル以上の研究論文が掲載されている。それらの論文は、ベースとなる考え方ならびに論理展開がしっかりしている。このような考え方は、臨床における治療計画の立案、経過の診断においても同様である。

④各自のオリジナルな発想に基づく治療計画、手法を改善・改良できる

⑤情報を更新することにより、つねに新鮮な気持ちで症例に臨むことができる

⑥患者、自分自身、社会にとって良質な歯科医療の実践につながる

臨床に直結する論文のヒント

さて臨床で疑問に思ったことの解決に向けて、論文にあたるにはどのようにすればよいか。まずは論文を探すことから始めよう。

しかしながら、臨床上知りたい答えをダイレクトに記した論文を見つけるのは容易ではない。臨床的な研究では、患者群やコントロール群の設定、術者と観察者の設定、観察期間など数多くの困難や制約がある。具体的には以下の問題点がつねに存在する。

①CQに関してエビデンス・レベル（根拠の強さ）の高い論文が少ない

もっともエビデンスレベルが高いとされるランダム化比較試験（Randomized Control Study：RCT）は実施が難しく、数が少ない。縦断的な観察を行ったコホート研究、とくに研究計画に沿って観察を続けていく前向き研究もそれほど多くはない。そのため、エビデンス・レベルが高いとされる研究は少なく、数少ない情報に頼ればバイアスがかかると危惧される。

②実際の臨床術式に関した情報が少ない

一般的に、臨床術式の詳細な情報を得ることは難しいことが少なくない。しかし引用文献の中に術式が紹介されていることも多いので、丹念に引用文献にあたる努力が必要である。

③論文著者の臨床技術レベルの評価がないことが多い

実際の臨床レベルがいかなるものなのかを判断することは大変

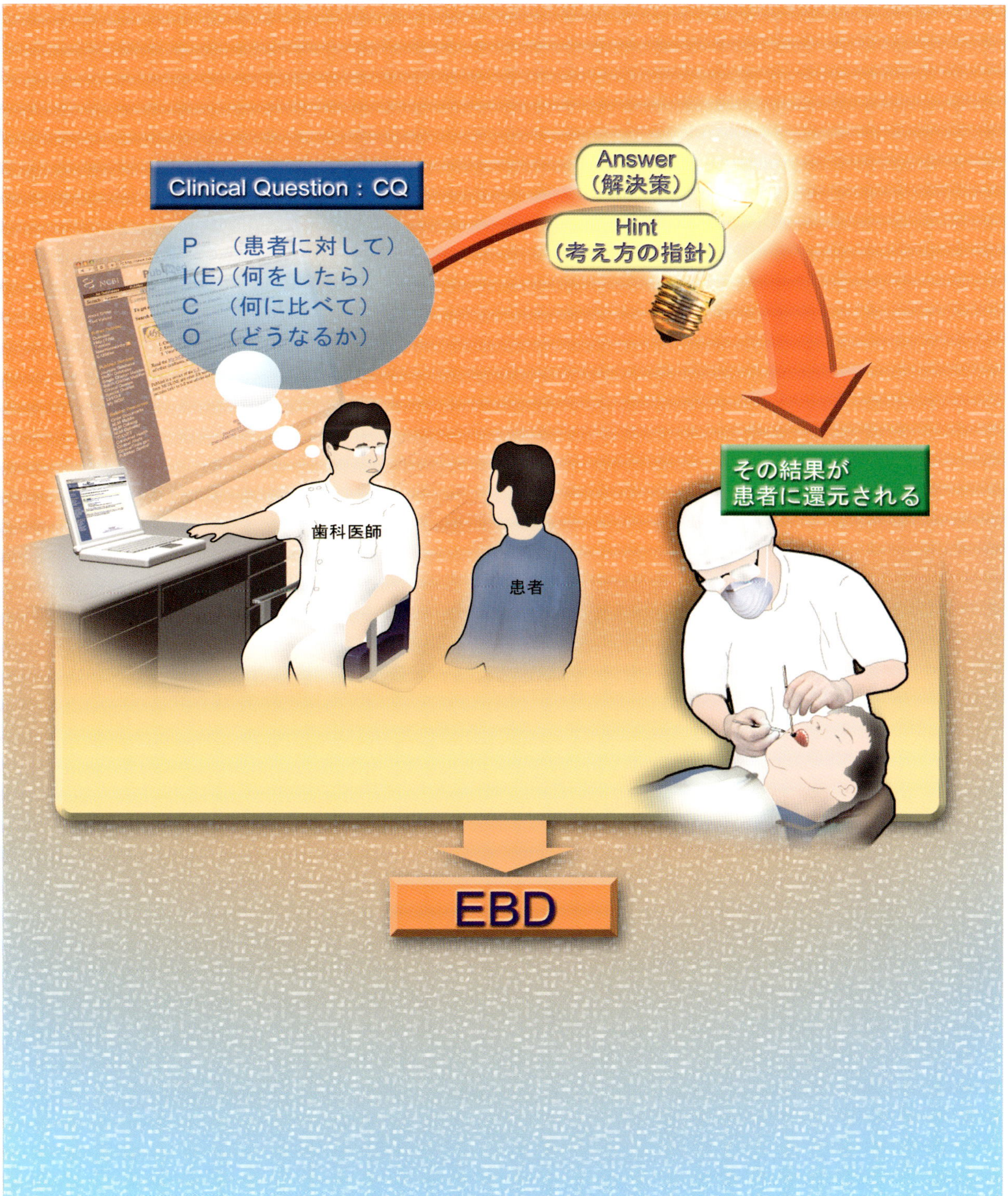

図11　EBD（Evidence Based Dentistry）とは

難しい。また当然ではあるが、これにより結果が大きく左右される。術者の経験年数などが記載されていることもあり、この点はつねに留意しておかなければならない。

それでは、どのようにして役立つ論文を探すか、次頁「臨床に直結した論文の探し方」にそのヒントを記す。

～ 臨床に直結した論文の見つけ方 ～

①キーワードを選定する

文献検索エンジンによる検索では、PICO（またはPECO）に基づいてキーワードを入れてみる。

P：Patient（患者に対して）
I：InterventionあるいはExposure
（何をしたら）
C：Comparison（何に比べて）
O：Outcome（どうなるか）

の４つの要素に分ける。

キーワードをあまり絞り込みすぎてもヒットしないため、キーワードはいろいろと組み合わせて入れることが必要である。前述のように抄録の内容からまずは数編の論文をピックアップし読んでみる。

②過去に読んだ関連論文にあたる

あるいは雑誌などに掲載された関連のありそうな論文をあたる。このとき、重要なことはその論文がいかに科学的に公正な目で書いてあるか、その論文の質を判断することである。その判断基準の１つとしては引用文献の有無、適否が上げられる。引用文献のない論文、症例報告では著者のバイアスがかかっていることが多い。

③複数の論文にあたる

決して１つの論文のみ、１人（１グループ）の論文のみから判断しない。判断は、いろいろな観点から観察することによって公正に客観的に行える。

④引用文献を有効に利用しよう

質の高い論文は多数の文献を引用している。緒言や考察では、１つの方向からの視点ではなく、反対の意見も論文を引用しながら述べている。また疑問を解決するうえで役立つ論文も多い。臨床術式についての不明点も引用文献から確認できることもある。

⑤症例報告を利用しよう

症例報告は、エビデンス・レベルは低いとされるが、具体的な臨床的疑問を解決するうえで多くのヒントが得られる。また引用文献に出てくる症例報告は有用である。

⑥常にアンテナを張っておく

23頁に示した定点調査以外にも、いろいろな雑誌の目次に目を通す習慣をつける。面白そうなタイトルがあった際には抄録に目を通してみる。これだけであなたの引き出しは充実するだろう。

PART 4

客観的に
読み解けるようになろう

論文にだまされない！

1. 日本語論文の正しい読み方・見抜き方

八重垣　健・葛城啓彰・影山幾男

自分に客観性を持ち、論文解読にのぞむ

PART1では、患者への責任を果たすために論文を読む必要があることを述べた。論文で学んだことが目前の患者に応用可能かは、論文上で著者と対峙しながら自分で判断しなければならない。そのためにクリティカル・シンキングが必要となる。

クリティカル・シンキングを行うには情報を積極的に得なくてはならない。その情報源として、もっとも信頼性が高いのが英語論文である。ちなみに前述のように、世界のトップレベルの日本人学者は日本語論文をほとんど書かない。このような時代、英語論文は必須である。辞書を使い英語論文を読む臨床医も多いだろうが、実際のところ日本語とは大きく異なる英語的論理思考を、理解するのは難しい。日本人が「英語的論理思考」を理解するには、前述の英語論文読解トレーニングとクリティカル・シンキングの5つの基本（図1、5頁）が求められる。英語論文読解トレーニングは誰もが可能である。そして多くの人々は、この条件をクリアーできるはずである。しかし、それが「身についたか否か」は自ら客観的に判断しなければならない。そこで、日本人独特の「謙遜の美徳」を用いてはならない。自分の努力に自信があれば、「謙遜の美徳」は不要である。謙遜は、客観性を損なうからである。ただし、「科学的謙遜」は必須だ。

一方、クリティカル・シンキングの5つの基本の習得は容易ではない。なぜなら日本社会で、この5つすべてを有している人間は、変わり者と呼ばれる人に近い。そのくらい少ない。中でも知的懐疑心と鑑識眼が難しい。残りの3つは学習が解決してくれる。まず知的懐疑心は、日本人がもっとも貧弱な能力の1つである。よい例がある。北米で授業をすると、質問が矢のごとく飛んでくるが、日本やアジアでは非常に少ない。心の中で「疑問を持つ者」もいるはずだが、遠慮を隠れ蓑にする。これではせっかくの知的懐疑心も生かせない。その結果「探究」に至らないのが日本人かもしれない。この点を改善できれば、英語論文読解のバリアーはずいぶん低くなる。

次に、鑑識眼を養うことも難しい。権威などの先入観に惑わされず、公平な立場で物事を見極めるのは難しい。高名な大学教授の論文に対し、市井の臨床家であっても、疑問点を見つけ回答を「探究」することはできるはずだ。また、もし著述が誤りであれば「誤り」と判定できるはずである。しかし、多くの読者は、その権威ある著述を読み始めた時点から無条件に受け入れる。中には偽権威者の論文や講演でさえ無条件に受け入れる。しかし、これも自らに「真の自信と勇気」を持つことで解決できる。38頁「チェック2」に演繹法を例に挙げて、日本語的論理思考と英語的論理思考の言語学的な違いを説明し、鑑識眼や知的懐疑心の必要性を記載する。

日本語論文の見抜き方

したがって、英語論文理解にあたって、前項がクリアできない臨床医は日本語論文に頼らざるを得ない。ところが成書でさえ誤訳があるわが国では、英語力に乏しい著者の書いた日本語論文があっても不思議はない。すなわち、内容が「世界先端の論文」でない日本語論文も多い。言い換えれば、

論文の核となる「論理の組み立て」が不得手な日本語論文

CHECK 1　その論理の組み立ては確かか？

以下は、ヘルスプロモーションの歯科への普及を訴える論文の一節である。一読する限りまったく問題はない。

> 「ヘルスプロモーションはWHO（世界保健機構）を中心に「人々のQOL（生活の質）の向上」を最終目標に世界中で進められている。「ヘルスプロモーションとは、人々が自らの健康をコントロール（管理）し改善することができるようにするプロセス（一連の活動）である」と定義される。しかし、ヘルスプロモーションについて記載したテキストなどは概念論が多く、臨床医には抽象的に聞こえるため、その実際が伝わってこない。ところが、オーラル・ヘルスプロモーションは、問題が山積の日本の歯科界で大きな助けになり、よりよい歯科サービスが国民に提供できるようになる可能性が高い。そのため、臨床医には十分な理解が必要とされる。

第1節（黒色）で、ヘルスプロモーションのバックグラウンドを説明するとともに定義を示し、第２節（青）で、第一節を受けて問題点を指摘している。そして第３節（赤）では、突如、論旨を変えている。起承転結の「転」である。これが大きな問題だ、すなわち「問題が山積の日本の歯科界で大きな助けになる」との理由がない。だから結部（緑）のインパクトが弱い。「ヘルスプロモーションは、プロフェッショナルケアなど日本の歯科保健サービス改善にも役立つはず」と読者が察してくれることを、期待した典型的な日本語論理である。そこで、英文を書くつもりで以下のように、もっと具体的に書き換えてみると、論理が明白となってきた。

↓

しかし、ヘルスプロモーションでは国民の口腔保健意識が改善し「プロフェッショナルケア」などの増加が期待できる。すなわちヘルスプロモーションは、歯科界による国民への保健サービス提供を大いに助けるであろう。

アラン F. パターソン , 八重垣　健． HEALTH PROMOTION, オーラル・ヘルスプロモーションを成功させるために（Part1）, 歯科におけるオーラル・ヘルスプロモーションの原理 . The Quintessense　2005；24：1728-1734 より引用

日本語論文を通じて世界の真実を知るには、その論文がどれだけ信用できるかを見抜く力が必要となる。そこで論文の見抜き方として5つの側面からチェック法を述べる。

実は、日本語という言語は、論理の組み立てが不得手で、その証拠に多くの日本語論文では論理の飛躍が頻繁に見られる。これは論理の組み立てに必須の帰納法や演繹法が日本人研究者に広く理解されていないためであろう。クリティカル・シンキング習得の第一歩として、帰納法と演繹法は少なくとも理解しておきたいものである。

帰納法と演繹法を少なくとも理解しておこう

クリティカル・シンキングで書かれる論文は、通常、以下の基本思想のいずれかに基づいている。その多くはPositivism（実証主義）*で、次にConventionalism（慣習主義）である。後者の慣習主義は、人が作る習慣や法などについての検討が主となる。公衆衛生学・医療経済などの社会医学がそれにあたる。一方、実証主義は、自然現象を観察し真理（自然界の法則）を発見することを目的にする。多くの臨床・基礎科学や自然科学で取り上げられる考え方で、科学的探究の基本である。

だが、観察結果ばかり羅列したところで、真理が見いだせるわけではない。症状ばかり調べて何も診断しないのと同じである。ここで重要なことは、「観察結果を論理で組み立てる」ことである。

＊実証主義に相対する考えに反証主義がある。ある論理について、その反証となる事実の有無で論理が正当か判断する。これにも観察と論理が必要となる。

CHECK 2　その三段論法に誤りはないか？

日本語では正しく見えても、英語では粗が見える

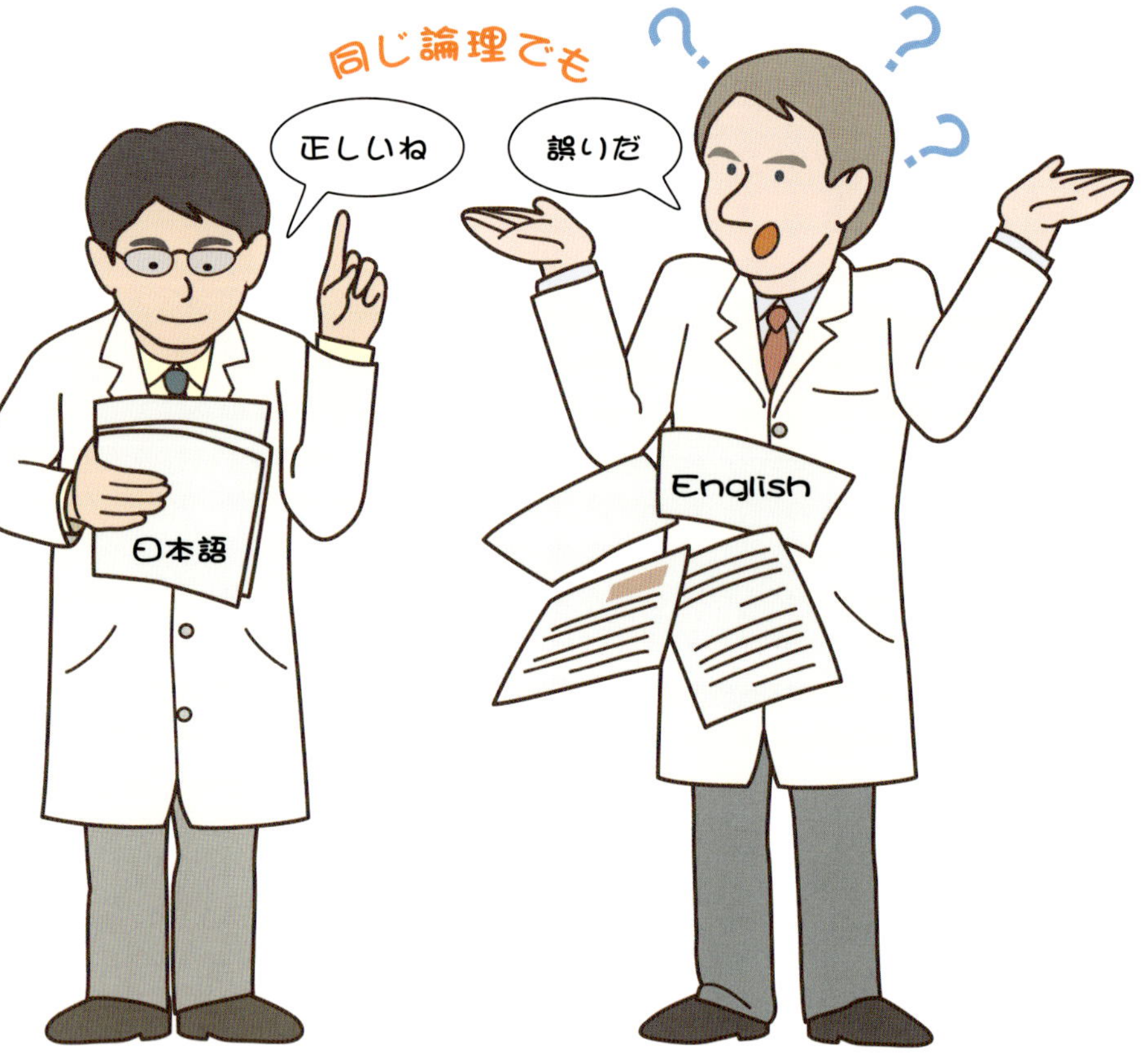
同じ論理でも
正しいね
誤りだ
日本語
English

日本語は疑問なく納得

英語では誤りを容易に見つける

日本語的論理思考と英語的論理思考の違い――演繹法の例

演繹法では、正しいと考えられる2つの前提条件（観察事項とルール）から、結論を推定する。したがって、ルールが不明な科学データから真理を見つける場合には、演繹法ではなく後述の帰納法を用いる。いわゆる三段論法が、代表的な演繹法である。

演繹法の具体例を挙げる。

・観察事項「患者は化膿性歯髄炎で自発痛が強い」

・ルール「抜髄で自発痛は消える」

・結論「この患者を抜髄すれば自発痛は消えるだろう」

図12に三段論法の例を挙げた。まず日本語を読んでもらいたい。多くの読者は、この論法を正しいと受け取るはずである。

次に同じ論法の英語を読んでもらいたい。「おや？」と思う読者も多いに違いない。確かに、この論法は誤りである。病原性を論ずるときにはプラークは、厳密には歯肉縁上プラークと縁下プラークに区別すべきことは読者の全員が知るだろう。

演繹法では、この場合のキーワード「プラーク」に2つの意味があった場合は論理は成り立たない。しかし日本語を読んだとき、無意識に「ここでは縁上縁下と分けず『1つの大きなプラークの概念』で記載している」と勝手に察し、誤りと思わないのではないだろうか。ところが、英語では「勝手に察する」ことはしない。

そのうえ、英語自体が論理の言葉である。教養人であれば、A＝B、B＝C、A＝Cを示す。文章でAとCがあまりにもかけ離れていれば、Bが正しいか否か疑問を持つ。そこで「おや、何かおかしいぞ」となってくる。一方、悪意ある日本文著者は、日本語独特の「勝手に察する」都合よさを利用する。ここが英語的論理思考との大きな違いである。

言い換えれば、日本語では注意深い科学的思考「クリティカル・シンキング」、とくに知的懐疑心と鑑識眼が英語以上に必要となる。たとえば、初めての外来語を見つけたとしても、辞書を引く人は少ない。ところが北米の教養人は新しい言葉は色々な方法で、正確に理解し自分の言葉にしようとする。ここにも英語人種との違いがある。

日本語の例

1. 歯周炎の原因物質はプラークである（観察結果）
2. プラークはう蝕の原因物質である（ルール）
3. 歯周炎の原因物質はう蝕の原因物質である（結論）

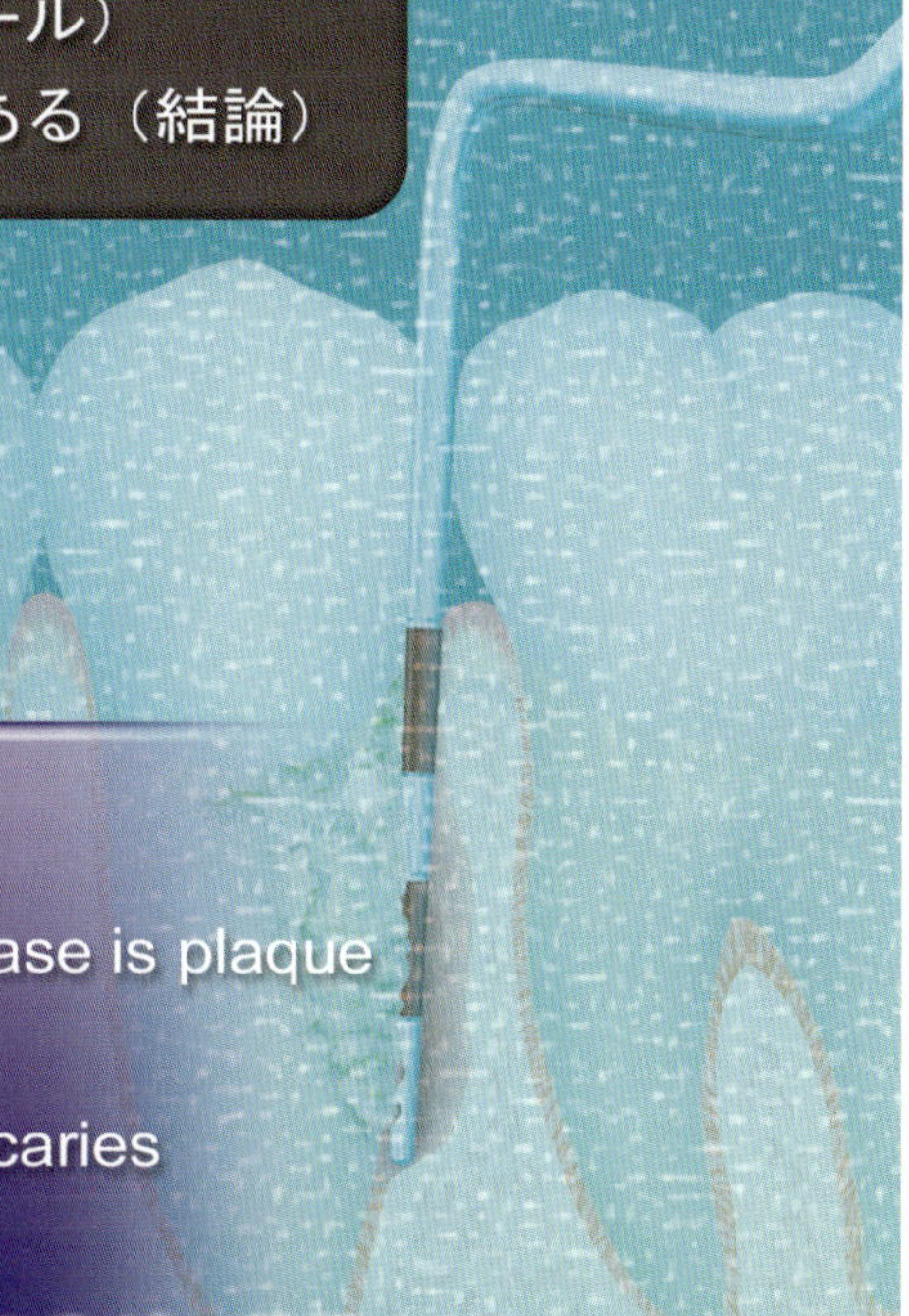

英語に訳した場合

1. The causative agent of periodontal disease is plaque
   歯周炎の原因物質はプラークである
2. Plaque is the causative agent of dental caries
   プラークはう蝕の原因物質である

→ ところが、英語では
プラーク＝プラーク？
との疑問が出はじめる

3. The causative agent of periodontal disease is the causative agent of dental caries
   歯周炎の原因物質はう蝕の原因物質である

→ プラーク≠プラークなので
この結論は誤り

プラークには縁上プラークと縁下プラークの２種類があり、う蝕原因のプラークと歯周炎原因のプラークが異なることを歯科医ならだれもが知りながら、日本語三段論法では「両者をまとめた大きなプラーク」と勝手に察してしまう読者が少なくない。

図 12　日本語的論理思考のすすめ　―三段論法の場合―

CHECK 3　レトリックは十分練られているか？

日本語論文は読者の「察する力」に頼ることが多いため要注意

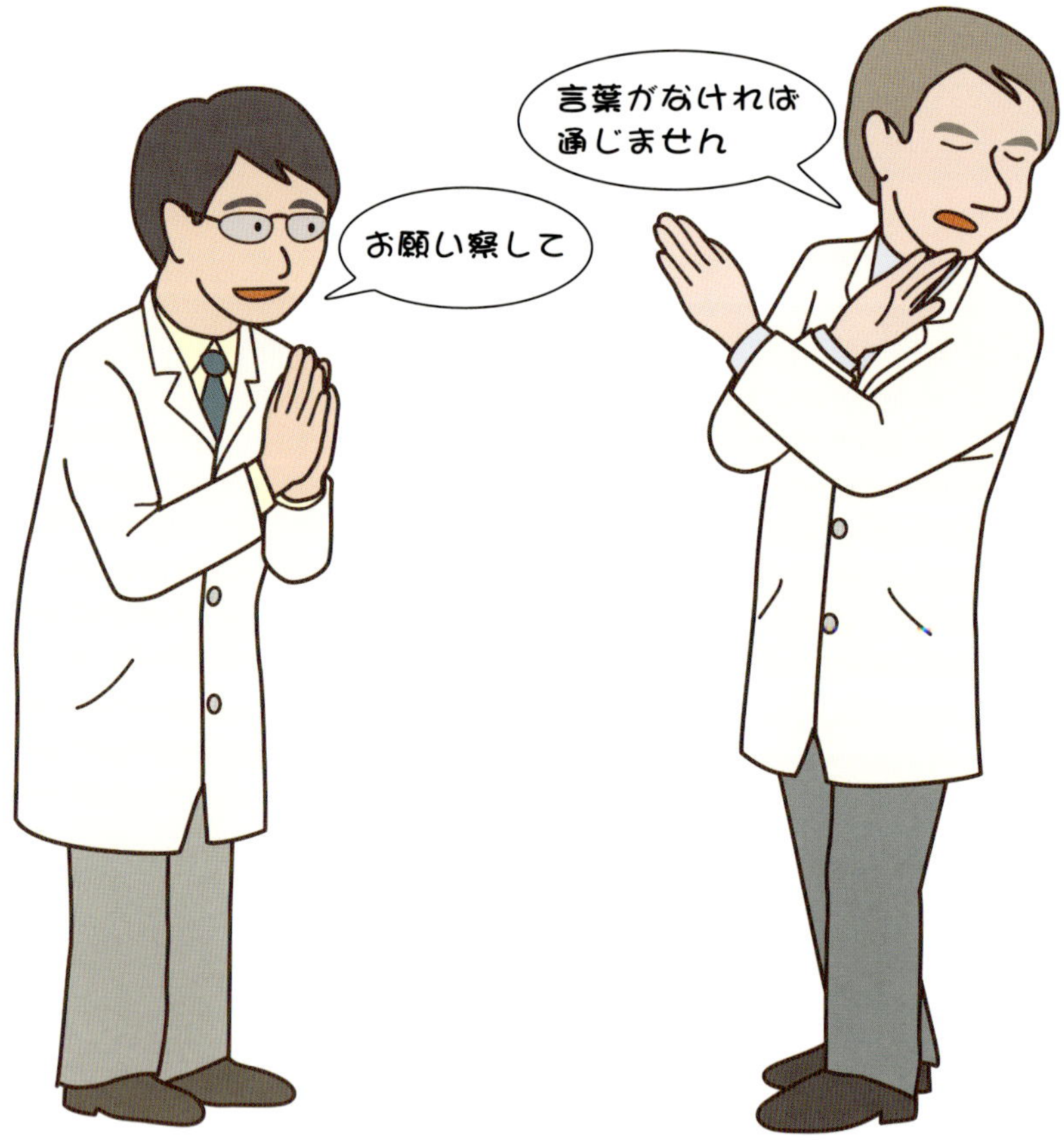
言葉がなければ
通じません
お願い察して

「察する」は論文では通用しない例

「レトリック」とは、古代ギリシャでは「雄弁術」の意味であり、わが国では「修辞学」と訳される。そのためか、レトリックは事実を曲解させて伝える術のように誤解されがちである。ところが真の意味は「弁論や著述を通じて、自分の意図を人々に理解させ説得する言語技術」である。レトリックは情報の受け手を説得するために練られ、英語文章作成では、図13に挙げる5つの基本が重視される。説得の過程には、

・ロゴス（論証する）
・パトス（感動）
・エートス（好感を得る）

の3側面がある。科学論文ではロゴスが最重要なのだが、日本語は情の入るパトスやエートスに弱い。

一方、日本語レトリックの代表に起承転結がある。「転」で主題と直接に関係しない話題へ転換する。これは、読者が著者の意図を察し理解してくれるとの前提に立っている。この思想は漢文由来ながらも日本語の特質で、英語では非論理的で理解されない。また、アルファベットには意味がないが、漢字には意味がある。これが先入観の原因となる。これも科学的客観性に大きな影響を与える。

前述したように、日本語発想には「読者は著者の意図を察してくれるはず」との都合のよい考えが根深く、大きな誤りの原因となる。「察する」ことを「理解する」という意味にする日本社会であるが、論文を読むときは厳に区別すべきである。

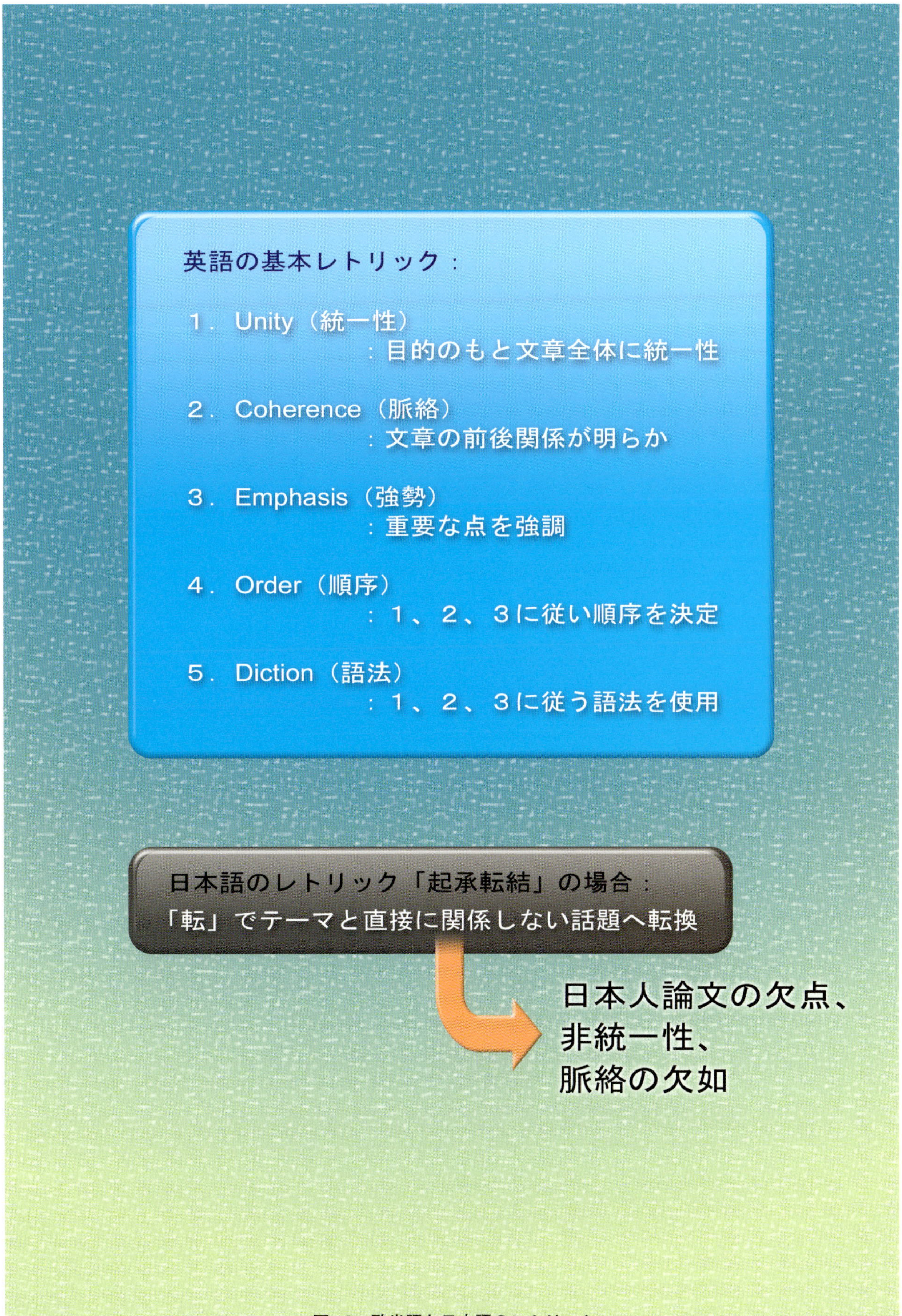
英語の基本レトリック：
1．Unity（統一性）
：目的のもと文章全体に統一性
2．Coherence（脈絡）
：文章の前後関係が明らか
3．Emphasis（強勢）
：重要な点を強調
4．Order（順序）
：1、2、3に従い順序を決定
5．Diction（語法）
：1、2、3に従う語法を使用
日本語のレトリック「起承転結」の場合：
「転」でテーマと直接に関係しない話題へ転換
日本人論文の欠点、
非統一性、
脈絡の欠如

図13　欧米語と日本語のレトリック

CHECK 4　その結論は帰納法で成立するか？

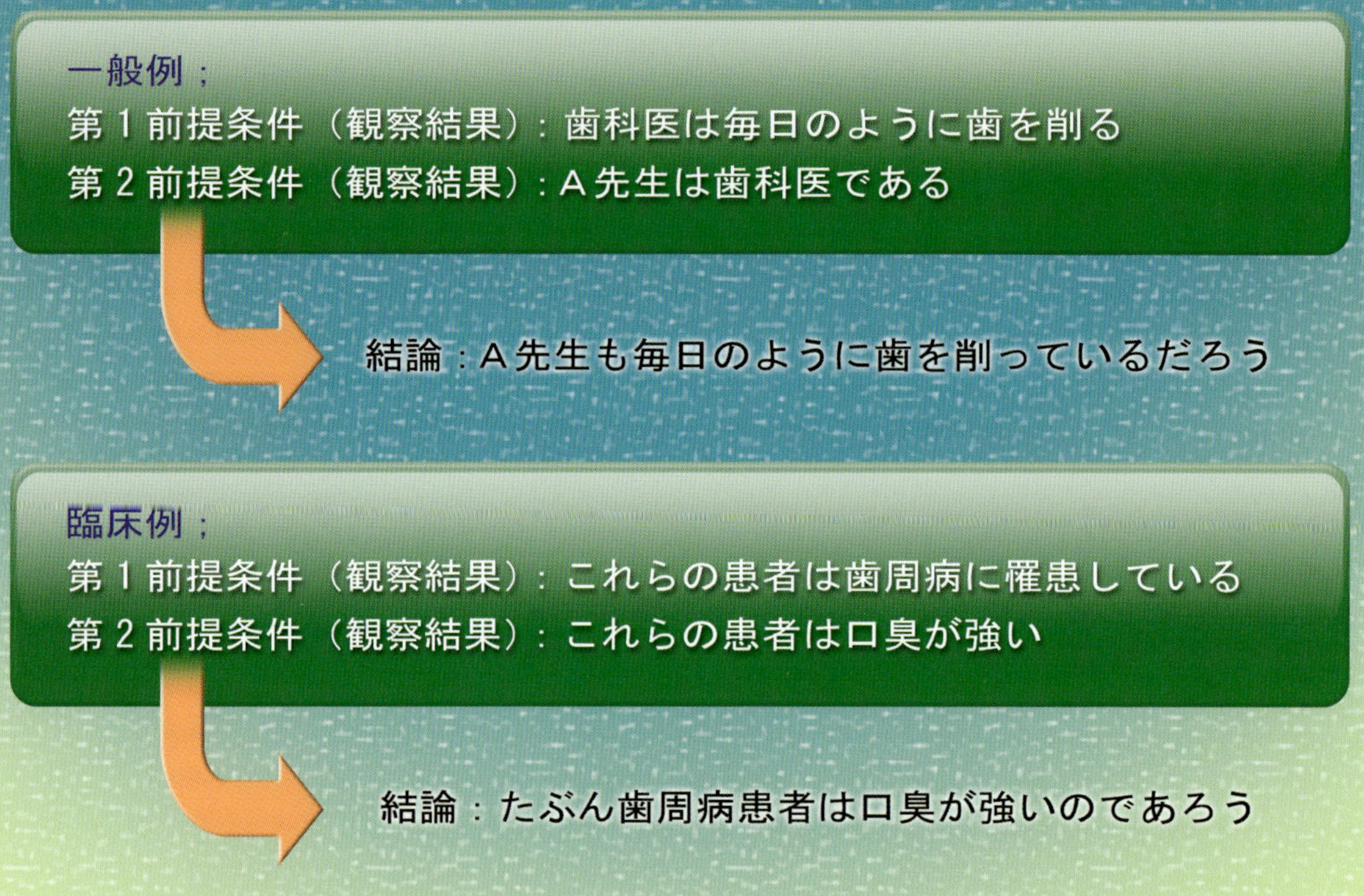
一般例：
第１前提条件（観察結果）：歯科医は毎日のように歯を削る
第２前提条件（観察結果）：Ａ先生は歯科医である
結論：Ａ先生も毎日のように歯を削っているだろう
臨床例：
第１前提条件（観察結果）：これらの患者は歯周病に罹患している
第２前提条件（観察結果）：これらの患者は口臭が強い
結論：たぶん歯周病患者は口臭が強いのであろう

図14　帰納法とは

帰納法で得られた結論の見抜き方

新しい真理を見つけるとき、論文では多くの場合、帰納法が用いられる。したがって、論文の論理展開が正しいかを判断するために、臨床医は帰納法を理解しておく必要がある。演繹法と異なり帰納法には、前提条件に「ルール」がない。前提条件すべてが観察結果である。したがって臨床や自然科学研究に適した論理展開ができる。その例を図14に示す。

臨床医が読む論文は、臨床から基礎まで多岐にわたる。しかし多くの論文は「原因と結果」という単純な関係を論証している。たとえば、抗生剤Ａ（原因）で歯周病が治癒する（結果）などの関係となる。したがって論文では「原因と結果」の真偽を臨床医自らが検証しなければならない。

「原因と結果」の関係は、コッホの原則（図15）が意外とわかりやすく、帰納法の典型例ともいえる。たとえば「病原菌Xが病気Yを引き起こす」ことを証明するには、病原菌Xについて表1に示す4つの実験を行い、その観察結果がすべて揃って初めて「病原菌Xが病気Yを引き起こす」との結論が得られる。すなわち、帰納法にて必然性、独立性、再現性を証明したことになり、クリティカル・シンキングの1つの原型でもある。

たとえば具体的にヘリコバクター・ピロリの例を挙げる。胃にピロリ菌が存在することは古くから報告されていた。しかし、ピロリ菌胃潰瘍・胃癌原因説は医学会から酷評を受けていた。深海や火山という極地環境で生育する微生物の存在がわかっていながら、「胃の中（強酸性）に細菌が生育できるはずがない」という思い込みがあったのだろう。すなわち「偏見のない健全な鑑識眼的思考＝クリティカル・シンキング」がなかったのかもしれない。

そこで、マーシャルとウオレン（2005年度のノーベル医学賞・生理学賞）は胃病変からヘリコバクターを分離・培養した。さらにヘリコバクターがウレアーゼによりアンモニアを生成することも確かめた。すなわち、菌の生育に適するよう局所的に胃酸を中和することを証明したのである。ところがそれでも医学界から、ピロリ菌原因説は受け入れられなかった。なぜなら、コッホの原則の「実験動物

①その病気の病変部に必ずその細菌が見出されなければならない	（必然性・存在証明）
②その細菌はその病気だけに見出されなければならない	（独立性・非存在証明）
③その細菌は純培養され、この純培養菌を感受性のある動物に接種すると、もとと同じ病気を起こさなければならない	（再現性・病原性証明）
④その細菌を接種して病気になった動物から、再び同一の細菌が分離されなければならない	（再現性・存在証明）

図15　コッホの法則

での再現性」（図15）が証明されなかったためである。そこで彼らは熟慮を重ねた結果、彼ら自身の体で実験した。すなわちピロリ菌を飲んで胃潰瘍を作り、コッホの原則（帰納法）でピロリ菌原因説を証明したのである。

それに対し、1990年代の歯周病カンジダ原因説がある。これは広く流布したが、このコッホの原則に照らすと帰納法が成立しない。もっとも、歯周病における特異細菌病原性仮説自体が、コッホの原則を十分に満足させることは難しいため、このようなカンジダ原因説が生まれてきたのかもしれない。今後も似たような論争を招く余地があるともいえる。臨床医は、そのような新説に対して、十分に帰納法が成り立っているか見定める必要がある。

帰納法で得られた結論が正しいか否かを確かめるには3つのルールがある。

①前提条件（観察結果）が正しいこと
②前提条件には、すべてのエビデンスが含まれていること
③論理あるいは論証が正しい形で行われていること（レトリックの項40頁参照）

現代では、生命科学の発展につれて遺伝子レベルでの生命の連続性や複雑性が次々と明らかになってきた。そのため「木を見て森を見ず」といった短絡的な解釈が起こりがちな時代となっている。そこには帰納法も演繹法もない。このような場合、患者に学問をフィードバックすべき臨床医は、その可否判断は避けるべきであろう。

CHECK 5　その論文に虚偽はないか？

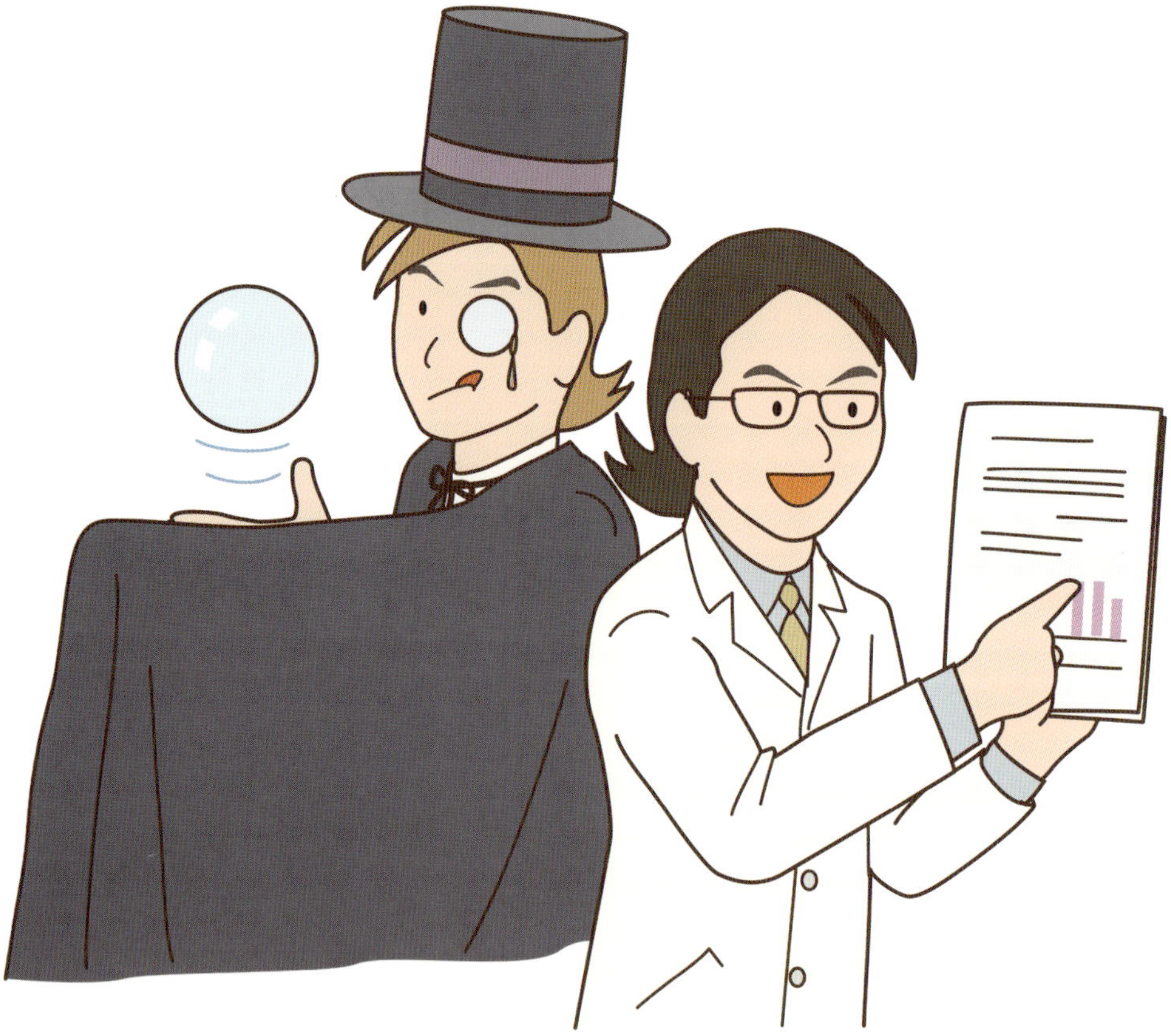

虚偽をもたらす科学者の存在

「エセ」科学に落ちいっていないか？

推論の誤りは虚偽となる。論文では演繹法や帰納法を用いて結論を導く。この結論に至るまでの過程が推論である。推論の前提条件に誤りがあれば、その理論は評価に値しない。一方、逆に結論が正しければ成り立つ前提条件もある。この場合も、その理論は不成立となる。その一方、世論や権威が認める理論は慎重に吟味すべきある拒否すべき推論を図16に示した。

「エセ」科学の特徴

たとえば、「誤った二者択一」についてUFO論議を例に具体的に説明する。UFOで問題なのは、UFOが地球外からやってきたか否かということである。誤ったUFO議論では、

①この物体は気象観測気球ではないか？
②地球以外のある地域から来たものか？

という二者択一を迫る。たった2つの選択肢しかなければ、1つは間違いであり、もう1つは誤りと読者は信じる。ところが、他の選択肢「地球上の某所から来たのではないか？・」は提示されてい。そのため、これは論議に値しない。

Gardnerhaは、虚偽をもたらす可能性のある科学者の特徴を、次のように記載している。

①自分自身を天才と考え、他人を無知と考える
②自分が公正に認められていないと考える
③もっとも偉大な科学者や、最高に確立された理論を攻撃する
④自分の発見・発明について意味のない複雑な記述をする
⑤彼ら自身が編集する雑誌に論文を投稿する
⑥私費出版したり、非学術的な出版社から出版する

ある療術師は次のようなことをいった。

「波動ですべての病気は治る。だから医師、歯科医師の医療行為はすべて間違っている。人はすべて波動で構成され、波動が狂うと病気になる」。

この言は、まさに右記①、③に当てはまる。歯科界では、程度こそ間違っても同様の事象は日常茶飯事であろう。

【１】誤った二者択一

【２】不明瞭な論点や問題点

【３】簡略化しすぎる推論過程

【４】科学の理想と現実の混同

【５】完全な論理以外の全否定

【６】反対意見への過剰な攻撃

【７】疑わしい権威に訴える論理

【８】個人の人格や経歴への攻撃

【９】言葉・用語の巧みなすり替え

図16　拒否すべき推論・理論

論文にだまされない!

2. 数字データを正確に読むために

八重垣　健・葛城啓彰・影山幾男

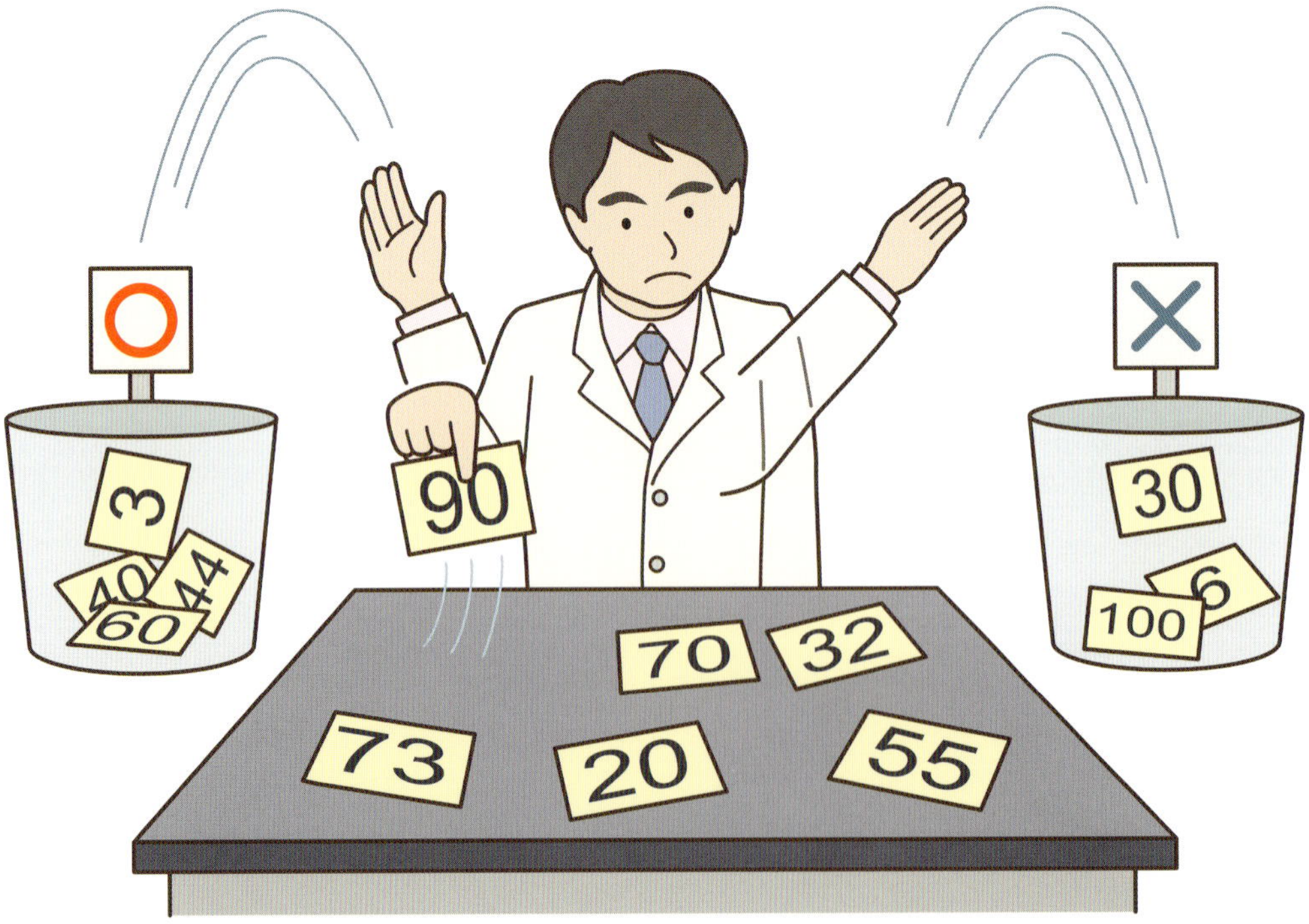

本書では優秀な臨床医となるために必要な能力、すなわち多くの情報から論理を正確に理解する能力、そして「虚偽」の見抜き方などについて述べてきた。そこで次に必要なのは数字データを正確に理解することである。臨床医が使うのは統計学的データだが、意味もわからず鵜呑みにしている臨床医も少なくない。統計学を数学の問題と同じくとらえ「解答は正しいはず」と信じている臨床医は多い。ところが実際は正しいとは限らない。統計学は難解であるがゆえに、統計学を数学的に正確に理解している研究者は少ない。

したがって統計データを可能な限り正確に読み取る能力が必要だ。今、臨床ではオッズ比やメタアナライシスなどが使われることが多い。しかし、これらの読み方とその限界を知らないとだまされてしまうことになる。

次頁より数字を正確に読むために必要な3つの注意点を挙げる。

注意点 1　統計≠真理：統計学の限界を知っておこう

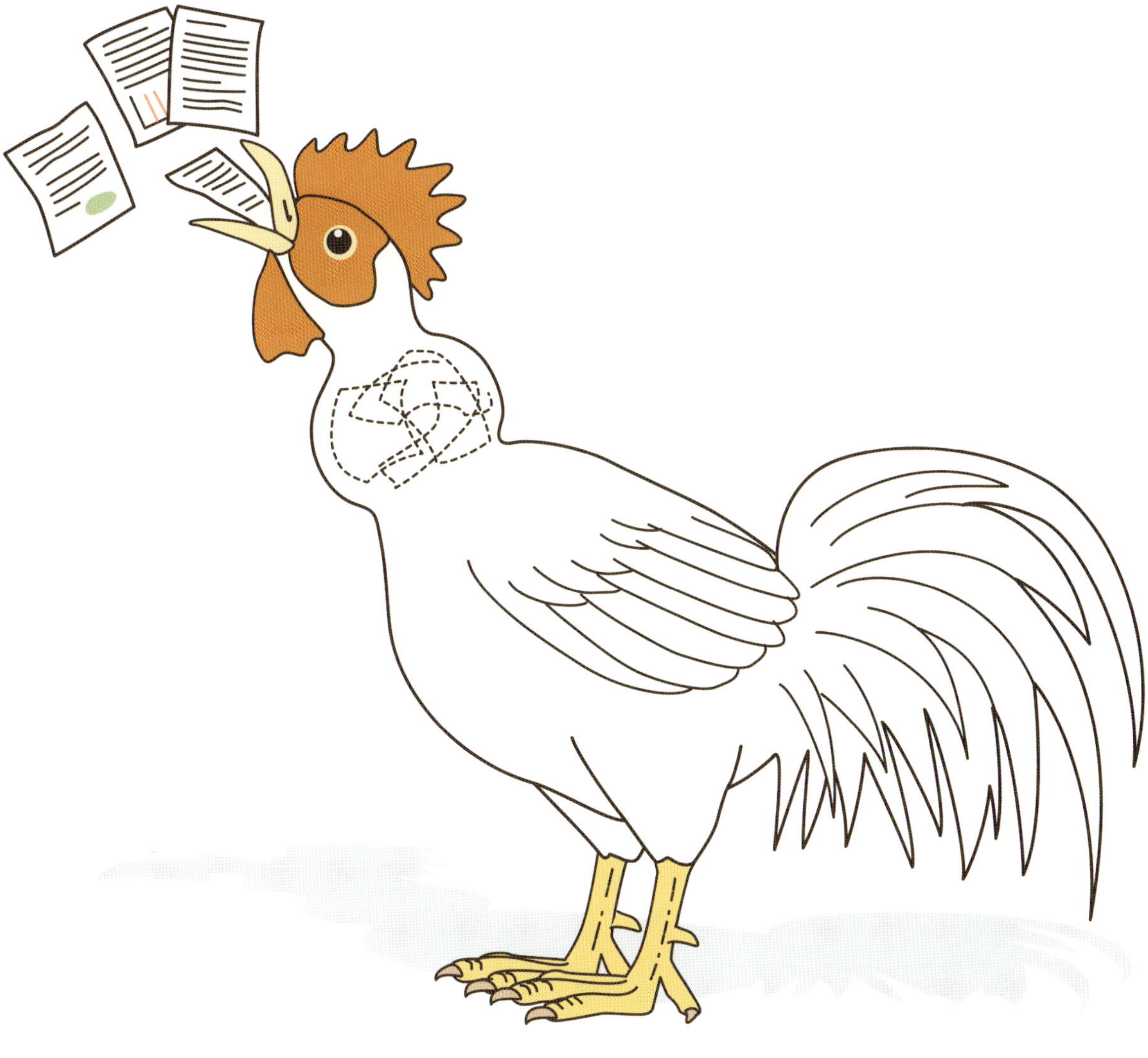

統計データを鵜呑みにしない！

統計ソフトが登場して以来、統計学に関心の強い臨床医・研究者がずいぶん増えた。今や統計学は、歯科研究で絶対的権威を得たように見える。

しかし統計処理には限界がある。たとえば有意差$p>0.01$とは、そのデータが0.01未満の確率で偶然に得られる可能性、すなわち真実ではない可能性を示す。したがって統計学で科学的真理を示すことは不可能だ。

たとえば歯周炎の骨吸収程度により、有意差をもって冠動脈疾患の可能性が高くなるという。しかし、これを真理とするには数多くの科学的実験データによる証明が必要となる。臨床研究に統計学が必須なのは間違いない。しかし、統計データのみを鵜呑みにすれば真理を見失う可能性がある。

注意点 2　オッズ比の落とし穴

オッス比とは

有リスクで発症する割合：無リスクで発症する割合

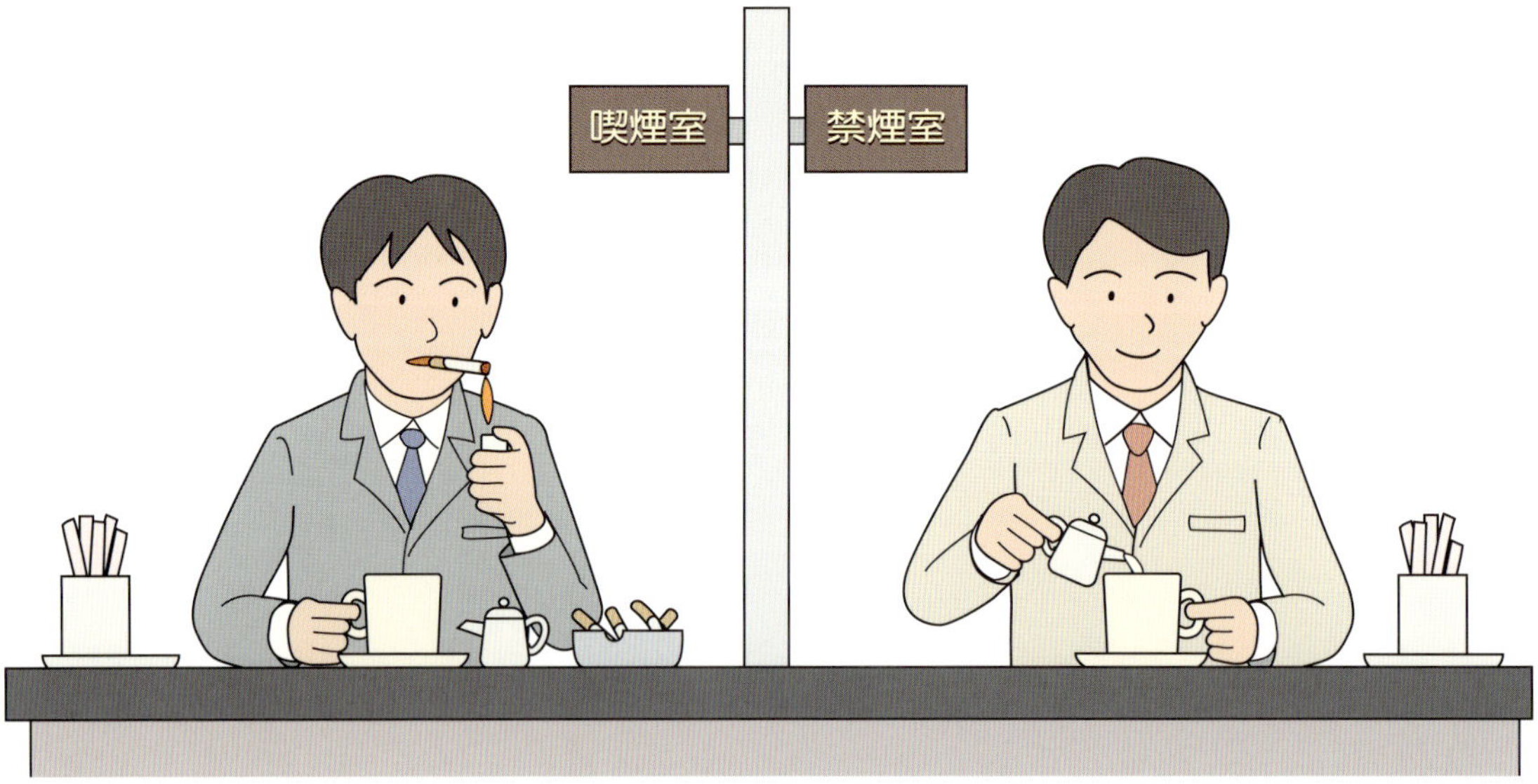

オッズ比のとなりにある信頼区間に着目

種々の疾患の病因などを調べるとき、リスク（病因）を有している群と有していない群を比較し、そのリスクが病因となる可能性はオッズ比で表される。

たとえば喫煙が歯周炎の病因となるかを調べるとする。そこで、某集団を経過観察し、歯周炎発症者の喫煙者率が70／１００人（70％）、これに対し健康者では50／１００人（50％）とする。するとオッズ比は2.3となる。有リスク者（喫煙者）の中で発症者と未発症者の比（70／50＝1.4）、無リスク者（非喫煙者）の中で発症者と未発症者の比（30／50＝0.6）、を求め、さらにこれらの比（1.4／0.6＝2.3）を得る。言い換えれば「有リスク者で発症する割合」が「無リスク者で発症する割合」の何倍になるか？これがオッズ比である。けっして有病率や罹患率の比ではない。以上の理由から、実際にはわずか20％の増加ながらオッズ比はずいぶん大きくなってしまう。

オッズ比は他の統計データと同様、正しいとは限らない。そこで、95％の確率で正しいと思われるオッズ比の幅を求める。これが95％信頼区間である。ところが、正しいはずのオッズ比の幅（信頼区間）に1が含まれていたとする。オッズ比が1ということは、そのリスクの有無で発症に差がないことになる。だから、そのデータは信用できない。具体的には読者自身で、オッズ比の隣に書いてある95％信頼区間で検定することになる。たとえばオッズ比2（0.8～3.7）と論文に書いてあれば、信頼区間0.8～3.7に1が含まれ、オッズ比2は有意ではない。さらに、信頼区間が大きすぎると、たとえ有意であっても信用できないことが多い事実に注意してほしい。

表5に、オッズ比を使った有名な論文を示した。たとえば、年齢の項ではオッズ比は3.0で95％信頼区間に1は入っていない。結果は高年齢者でアタッチメント・ロスが多いことを示した。これは有意である。全身健康状態の結果は良好者でアタッチメント・ロスは少ないというが、95％信頼区間に1が入っている。1ということは両者に差がなく等しいということである。したがってこの結果は有意ではない。そのような見方をすると歯周病のリスクファクターは年齢、教

Independent Variable :		Mean mm Loss (SD)	診査部位数 (%) 2mm 以上の アタッチメント・ ロス	重症者数 (%) *	歯周病発生 (2mm 以上のア タッチメント・ロ ス）のオッズ比 (95%信頼区間）
年齢	50-64 years	28 (1.4) [c]	74 [c]	17 [c]	3.0** (1.6 - 5.6)
	65-74years	3.0 (1.3)	79	20	
	75 years or more	3.7 (1.6)	87	39	
教育	High school or less	3.2 (1.4) [c]	79 [c]	25 [c]	2.2 (1.4 - 3.5)
	More than high school	2.7 (1.3)	73	13	
年収	$19,000 or less	3.3 (1.5) [c]	80 [b]	27 [a]	1.8 (1.1 - 2.9)
	$20,000 or more	2.8 (1.4)	74	17	
全身健康状態 (自己評価)	Fair/poor	3.3 (1.6)	80 [a]	26	1.5 (0.9 - 2.5)
	Excellent/good	2.9 (1.4)	76	19	
ADL の問題の 有無	Yes	3.2 (1.6)	81 [a]	27 [a]	1.6 (0.9 - 2.7)
	No	2.9 (1.4)	76	19	
過去の喫煙歴	Yes	3.2 (1.5)	80 [c]	26 [c]	2.3 (1.5 - 3.6)
	No	2.7 (1.3)	72	13	
現在の喫煙歴	Yes	3.7 (1.8)	85 [c]	34 [c]	2.7 (1.7 - 4.2)
	No	2.8 (1.2)	75	16	
フロス使用	Less than once *per* day	3.0 (1.5) [c]	77	22 [b]	2.3 (1.2 - 4.2)
	Once or more *per* day	2.6 (1.7)	74	11	
頻回な予防歯科 処置の受診	No	3.4 (1.7) [c]	81 [c]	32 [c]	2.8 (1.8 - 4.2)
	Yes	2.7 (1.2)	74	14	

* 平均 3.83 mm 以上のアタッチメント・ロスを重症者とする
** 75 歳以上を 50 ～ 64 歳と比較したオッズ比
[a] $p<0.05$; [b] $p<0.01$; [c] $p<0.001$: t テスト、ANOVA、カイ二乗検定による

表 5　オッズ比を使った教訓。50 歳以上の歯周病のリスクファクター

Locker D, Leake JL. Risk indicators and risk markers for periodontal disease experience in older adults living independently in Ontario, Canada. J Dent Res. 1993 Jan ; 72 (1) : 9-17 より引用

育、年収、喫煙、フロス使用、予防処置となる。読み方は、たとえば年収を見ると上段が19,000ドル以下で下段が20,000ドル以上である。したがって、年収が多い方がアタッチメント・ロスが少ないといえる。

注意点3 コクランにも誤り

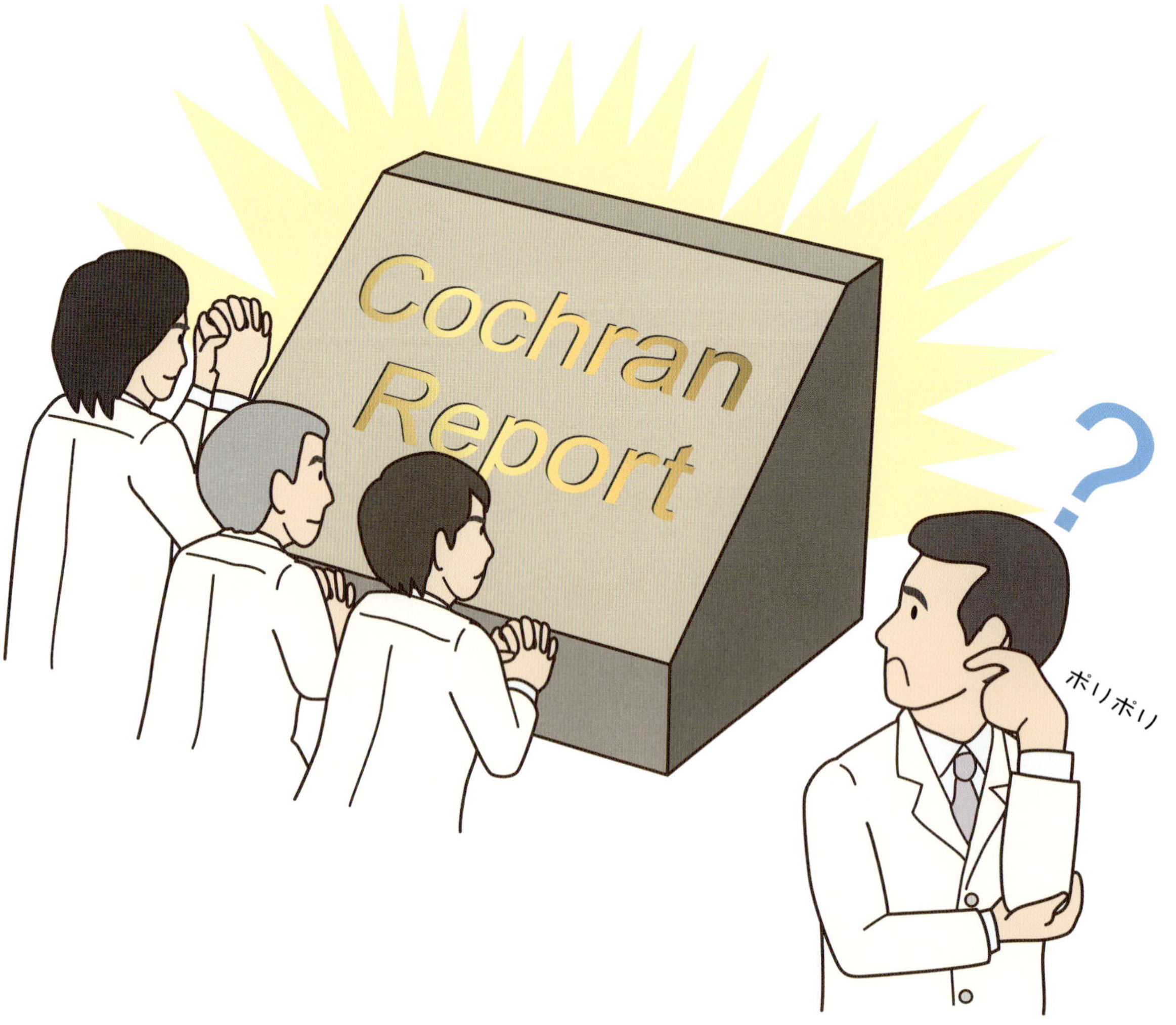

メタアナライシスといえども盲信は禁物

　ある疾患などについて、たとえば薬「X」に治療効果があるか否かを臨床医が調べると仮定する。いくつもの研究グループが、薬「X」について別々に論文を書いて報告しているはずなので、臨床医は、いちいちそれらの論文を読まなければならなくなる。そこで複数の論文で報告されたオッズ比などを併合するメタアナライシスという手法で、1つの論文にまとめ、その薬「X」の治療効果を再評価することがある。臨床医には非常に便利な論文である。

　コクラン共同計画は、各種のメタアナライシスをボランティアで行う組織である。各国にコクランセンターをおき、無作為化対照試験：Randomized Controlled Trials (RCT)*を用いた論文のみを集計しメタアナライシスを行っている。そして臨床医に多くの重要なデータを提供し、ＥＢＭの情報源となっている。

　ところがコクランレポートでさえ、臨床医はクリティカル・シンキングをもって読む必要がある。コクランレポートはＲＣＴをあまりにも

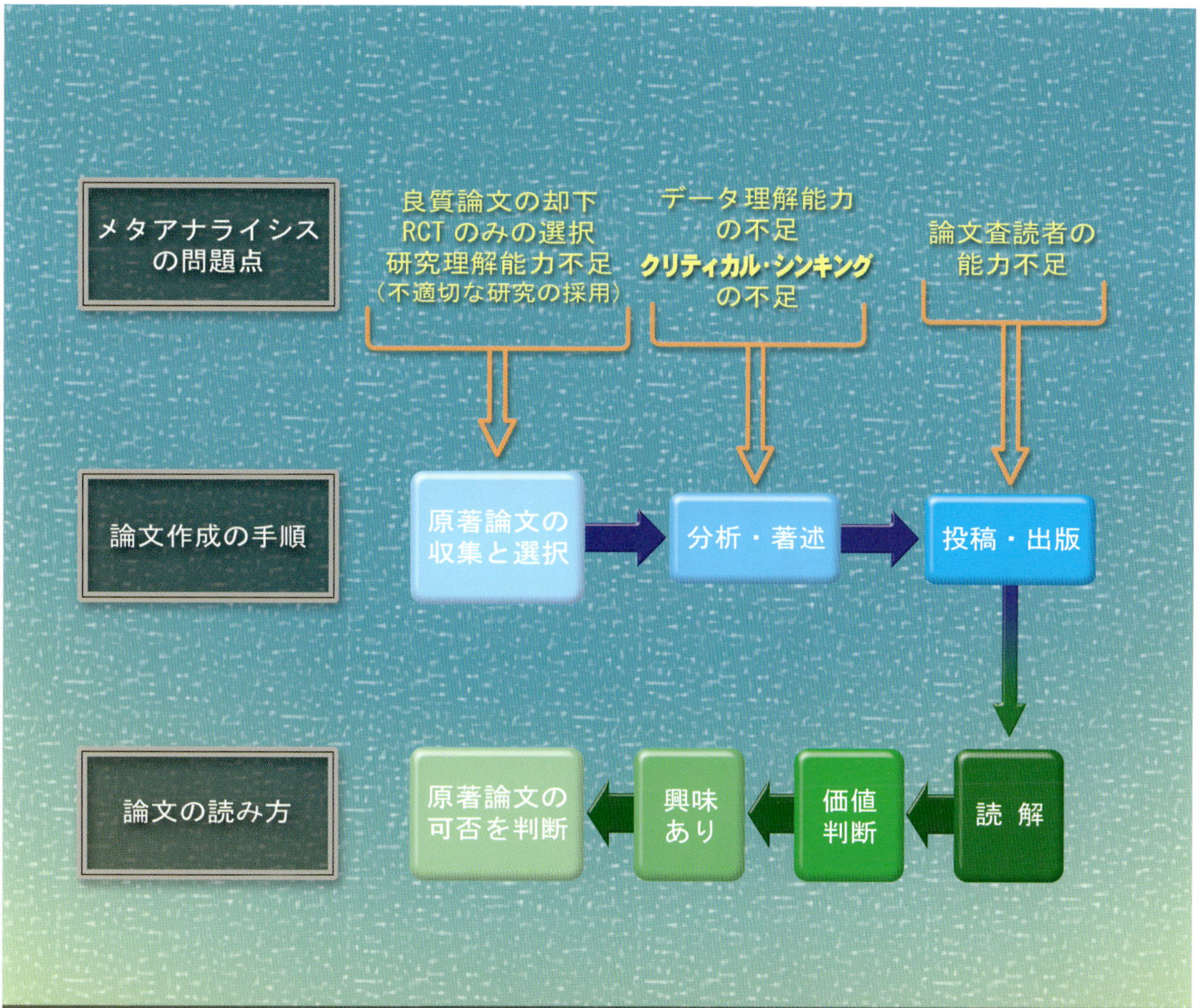

メタアナライシス過程で出現する問題点を示した。査読者の能力以外はすべて、メタアナライシス分析者の能力にかかわる。
分析した領域のトップレベルが分析者に含まれれば問題は少なくなる。
最終的には、採用された論文を読み、場合によっては、却下された論文も読む必要が出てくる。

図17　メタアナライシス論文の問題点と読み方

重要視する。しかし、RCT以外にも優秀な研究が数多い。コクランには、これらの優秀な研究を除外するという問題点がある。

たとえば、臨床は症例報告の積み重ねで発展してきたが、コクランは症例報告や臨床統計を除外してしまう。そのためコクランレポートでは、貴重なよい研究を除外することもある。反対に、理想的なRCT研究であれば、コクランは研究自体に不備のある論文を採用する誤りも犯す。実は、コクランレポートの著者にはその領域のトップ研究者は多くない。時には、助手、大学院レベルの執筆がある。著者の研究判断能力に不安もある。信頼性の低い研究データを採用したコクランレポートは信用できない。

メタアナライシスの論文を読む場合は、鵜呑みにするのではなく、アナライシスに採用されている原著論文を、読者自身がクリティカル・シンキングで検証する必要もある（図17）。

＊RCTでは、試験群・対照群を無作為に選ぶ。コクラン共同計画ではRCTが臨床研究で最良のデザインと考えている。

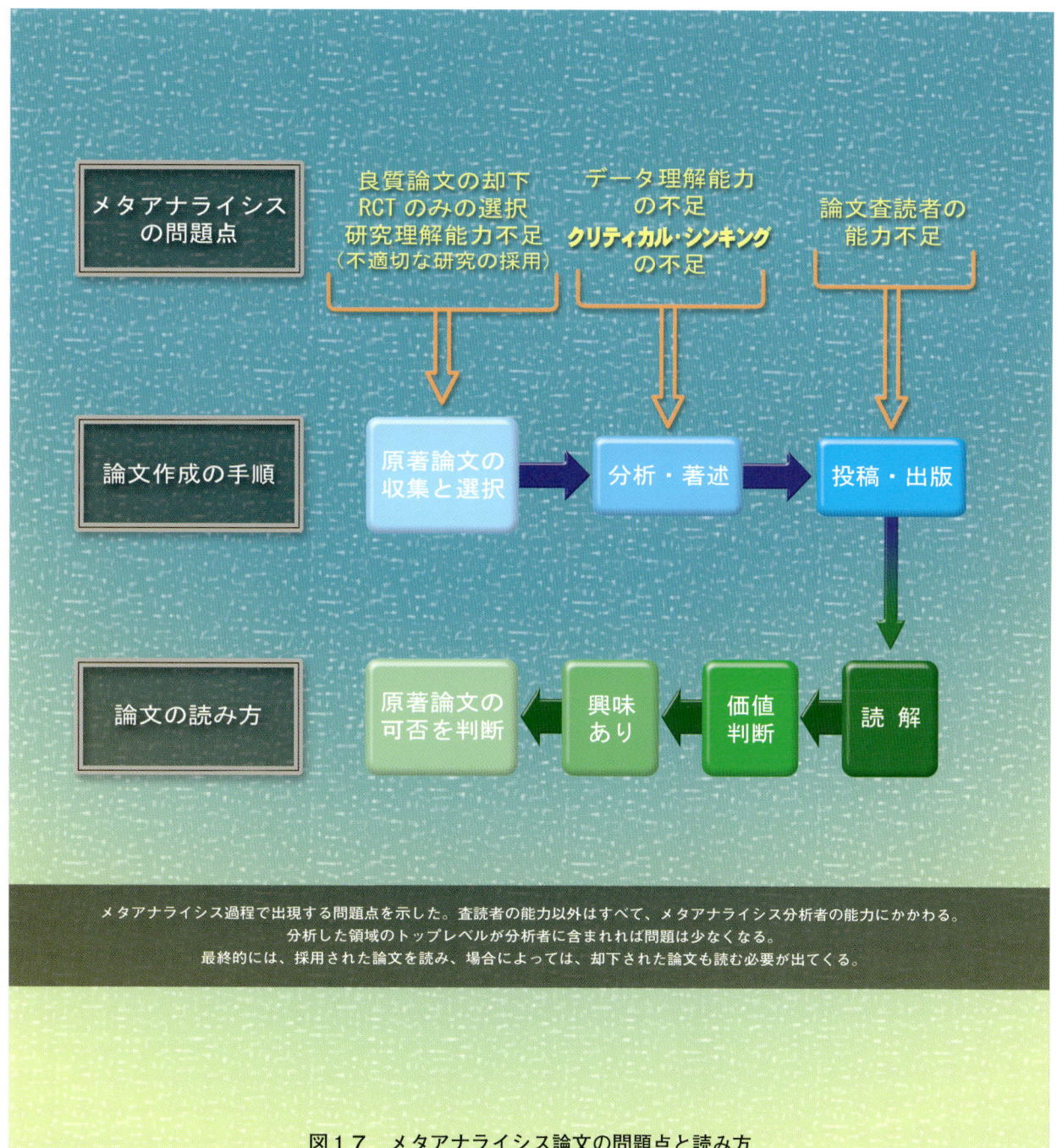

PART 5

科学論文を
客観的・批判的に読む

1
論文
アプローチ法

論文構成と読者の心得

Donald M. Brunette
苅部洋行

論文の構成要素と読者としての自分の位置づけを知ろう

論文は、

①表題・著者・雑誌のランクづけ
②要旨
③緒言
④対象および方法
⑤結果
⑥考察
⑦結論

から成り立っている。論文を読む際には、これらの構成要素に「主役である読者（論文を読む際、著者が主役ではない。読者が著者を評価する側にある）」「重要なポイント」「何を学んだか？」の3項目を加える。そして、体系的にアプローチすることが重要である（図18）。

臨床に使える知識を得たい、あるいは自分の研究のための知識を得ようとする場合の論文の読み方は、講義やセミナーでの学び方とは異なっている。読者は学ぶ側ではない。図18の論文アプローチの頂点で、読者自身が主役となって①～⑦の項目の内容を評価しなければならない。すなわち、著者が正確に記載しているか、あるいは正しいかの判断、クリティカル・シンキングが必要である。そこで読む前に、論文に対し、読者としての自分はどの程度の興味を有するかを明確にしておく必要がある。

次に、自分が持っている知識を整理し、何をどこまで知っているかを確認する。言い換えれば、自分がその論文を理解するのに十分な知識を持っているか自問する。そして、どんな知識が不足しているのか、その中で知るべき知識は何かを明確にし、重要度順にある程度の順番をつける。そのうえで、*Fisher's Assertability Question[1)]の

「どんな根拠により、その論文の結論を信じることができるのか？」

という疑問を、読み終えるまで持ち続ける。そうすることにより読者は主役として著者の正しさを評価できる。

＊クリティカル・シンキングの先駆者。

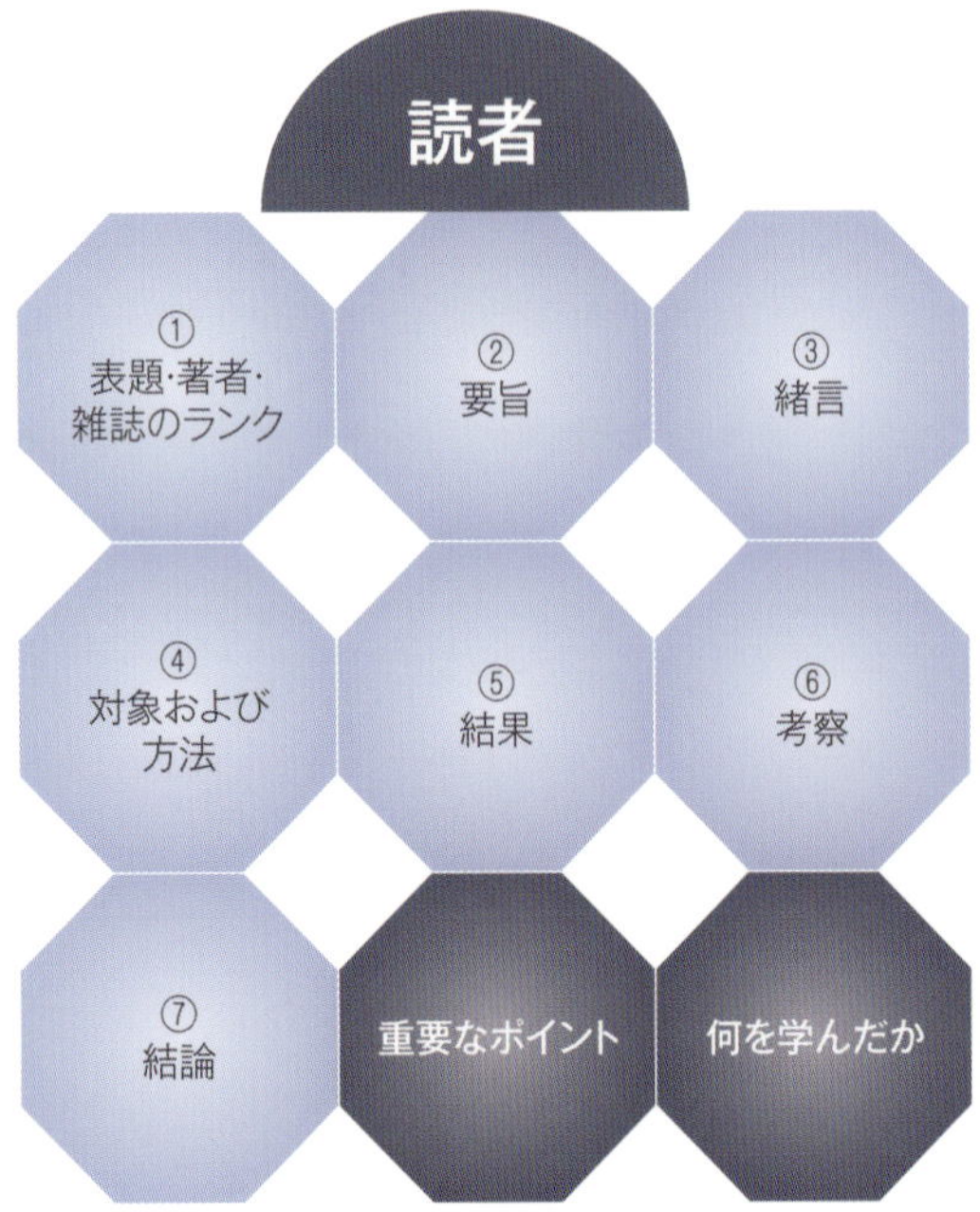

図18　論文の構成要素

論文を読む順序

各構成要素の評価基準

前述の論文の各構成要素にて行う読者の判断を図19に示した。表題・著者・雑誌のランクと要旨を見れば、その論文が読むに値するかを判断することができる。また要旨を理解すれば、本文を読むためのキーポイントも明らかになる。論文を読むと決めたら、緒言、対象および方法、結果、考察、結論と読み進む。途中で「読む価値なし」と判断し中断することもあり得る。

論文の各構成要素は、次頁以降に示した一定の評価基準によって評価できる。しかし、確立した基準で評価することにより、読者の視野が狭まる可能性もあることには留意すべきである。

論文を読み終えたら……

論文を読み終えたら、論文中の印象に残る重要なポイントを記録しておく。これは、必ずしも著者が重要とする点と一致していなくてよい。たとえば論文では、著者が重要と思う点やデータを強調している。しかし前頁に示したように読者は欲しい知識を読み取ろうとする。この読者の望む知識が著者が重要とするポイントと異なることもある。とくに読者の知識が少ないほど起こり得る。しかし、これこそ真面目に学問する姿である。必要な知識は、論文中に引用された印象深い文献や、実験方法でもよい。あくまでも、読者自身の判断で求める。最後に、その論文の良い点や何を学んだかを明確にし、ノートあるいは論文コピーの空白に記録する。以上の作業により、効率的に論文を読み、役立てることができる。

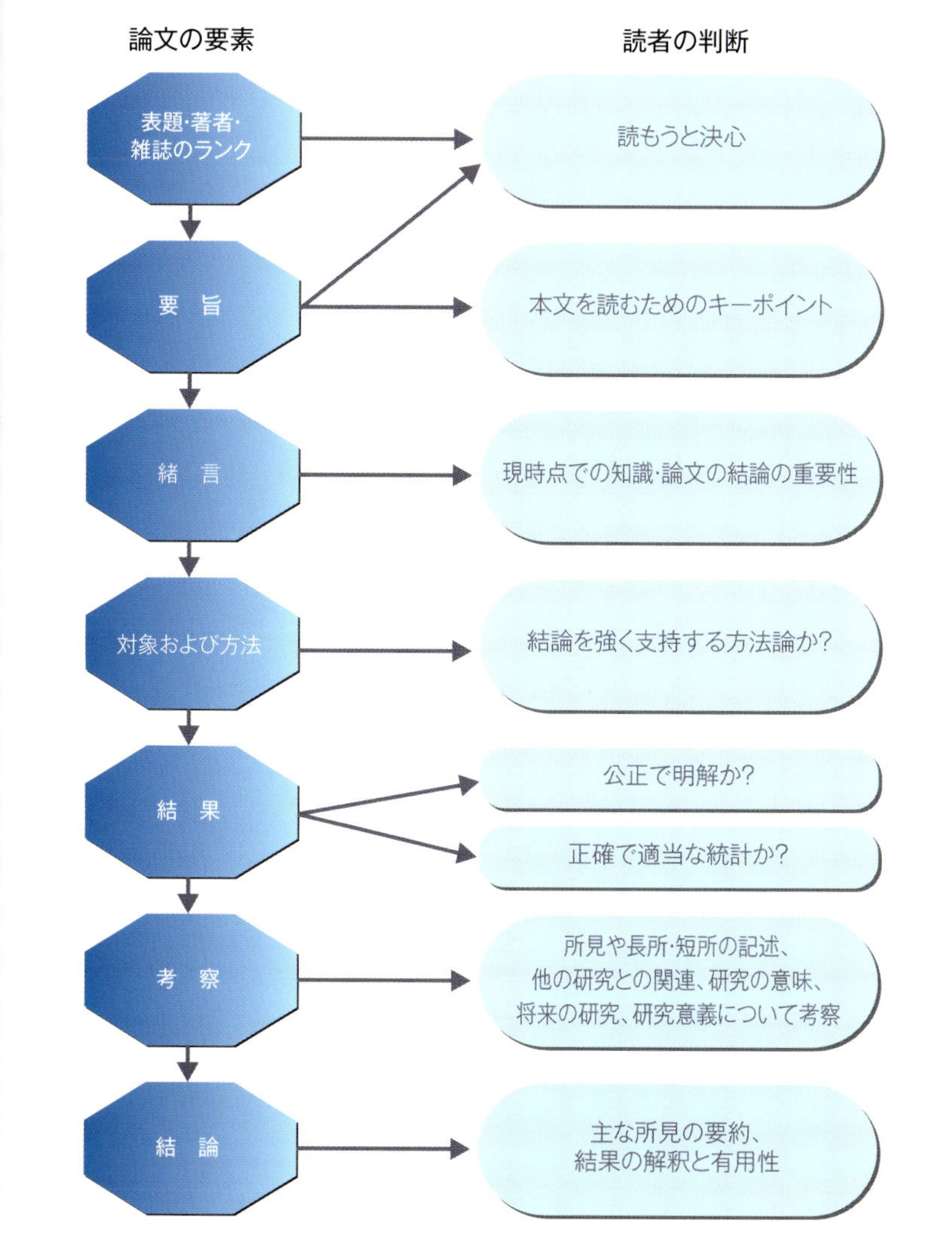

図19　論文の構成要素と各要素の評価基準

2 論文精読の第一段階

「表題・要旨」で読む価値のある論文かをチェック

論文を読むうえで鍵となる第一段階は、表題・著者そして雑誌のランクと要旨である。上述のようにこれらは、論文を読む価値があるかを見極めるうえで重要な情報となる。ひいては論文の価値判断さえ可能だ。

表題、著者、雑誌のランクづけ（図20）

論文を選択する際、最初に目にするのが表題である。表題は、論文の魅力を左右する。読者は表題の意味を理解することで、研究の独創性や重要性、目的を知ることができる。著者についての情報は、専門分野は何か、過去にどれだけの論文が引用されたかなどをCITATION RECORD（Google Scholarの各論文の引用元の数、あるいはISIホームページ）で知ることができる。

さらに大切なのは、謝辞を参考に、研究に利害関係がからんでいないか（利益相反）をチェックすることである。また、企業の研究室で行った論文であれば企業に有利な論文に変えられていないかをチェックする。雑誌のレベルは、インパクト・ファクターなどから判断できる。著者は、論文が多くの読者の目に入るよう、インパクト・ファクターが高い雑誌に投稿する。もちろん、読者もインパクト・ファクターの高い雑誌を読みたがる。ただし、インパクト・ファクターは日本語雑誌にはつかない。雑誌評価の対象外だ。

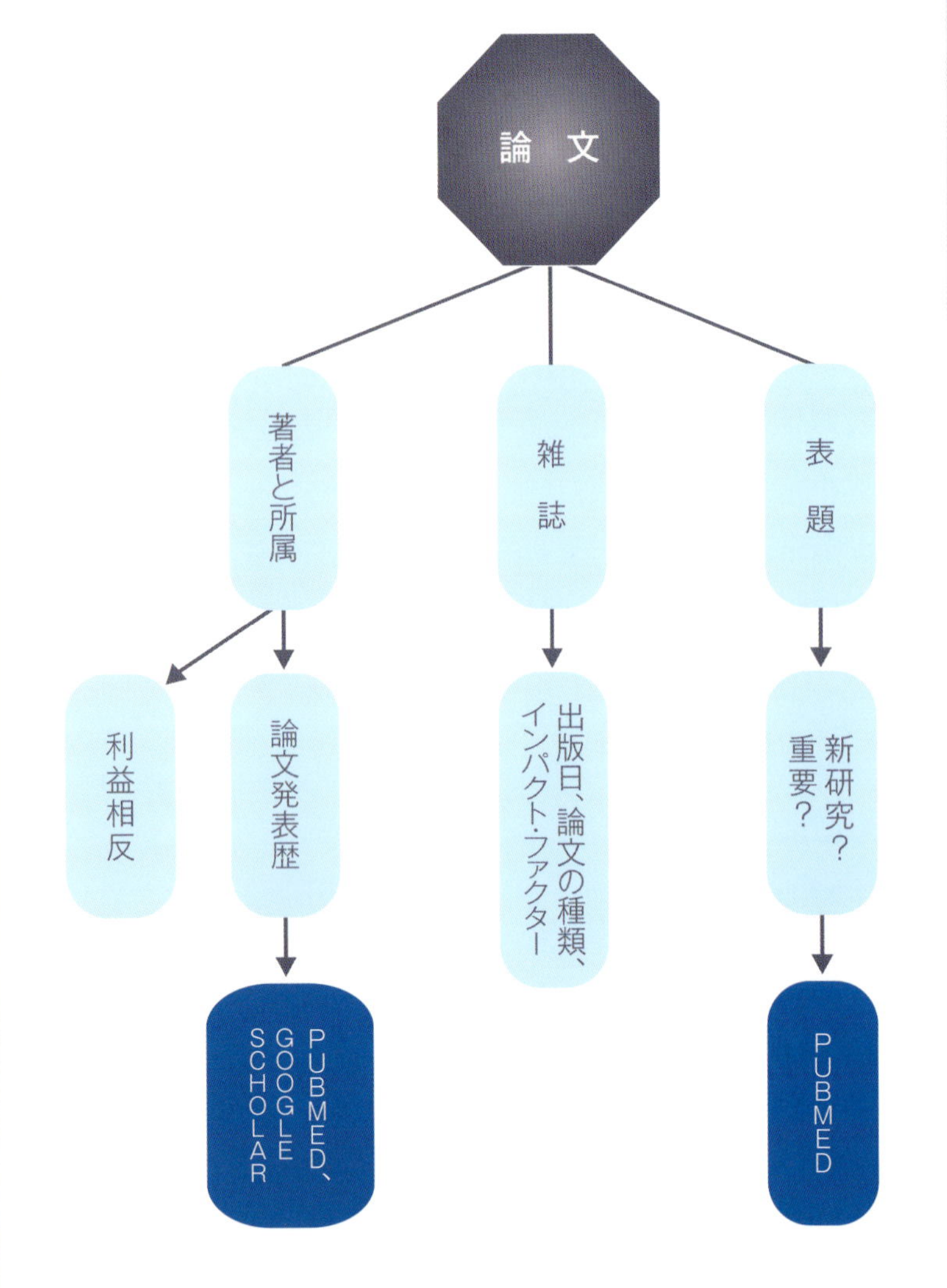

図20　表題・著者・雑誌のランクづけの評価基準

要旨はここを読め

①要旨の記載事項

要旨の目的は、研究について要約しつつ、その重要性を最大限に記している。研究の目的、何を行い何を発見したか、そして結論を記載する。また、要旨には本文の情報のみを記述し、過剰な解説はつけない。そして、論文から独立した構成となっている。すなわち、本文がなくても理解ができるように書かれている。要旨の理解は、基本である。

②チェック事項

要旨を読むキーポイントは、新たに興味あるポイントや問題点を見つけることである（図21、22）。それにより、論文を読むための論点が確立できる。また、論文を鵜呑みにする受動的な読み方ではなく、能動的な読み方ができる。

要旨では、実験・研究の規模（N数）や統計学的有意差がないとか、結論と異なる視点からの考慮がないなどの問題点が見つかる。

本文を積極的に読むためにも、読者はまず以下のポイントを要旨から見つけることが必要である。

■研究目的は何か?

仮説検証研究なのか、探求的研究なのかを見極めておく。これは、統計学的方法の選択に関係してくる。

■どのような研究デザインか?

観察研究なのか、介入研究なのか、システマチック・レビューなのかということである。エビデンス・レベルにも関係してくる。また、研究デザインの長所・短所を知り、それらが研究にどのように影響しているかを知る。

■バイアス（偏り）はないか?

対象の選択、計測項目、方法などにバイアスがかかっていないかを見る。たとえば、偏った集団から対象が選択されたり、相関が見つかった場合、論文に出てこない隠れた要因や、交絡因子（後述）が関わる場合がある。

■結果が「肯定的」か、「否定的」か?

結果が「肯定的」（すなわち、統計学的有意差あり）ならば、理由が成り立つ新たな仮説を考え、次の段階の学習に用いる。一方、「否定的」（統計学的有意差なし）ならば標準化効果量（2群間の平均値の差（効果量）/標準偏差）はどの程度か、N数や統計学的検定が妥当かなどを考え、評価する。

■結論の分析

結論分析には、Fisher's Assertability Question「どのような根拠により、その結論を信じることができるのか?」の考えに従い評価する。

図21　要旨を読むポイント

要旨を読むキーポイントは
興味持つ事項や問題点を発見すること：要旨の理解法

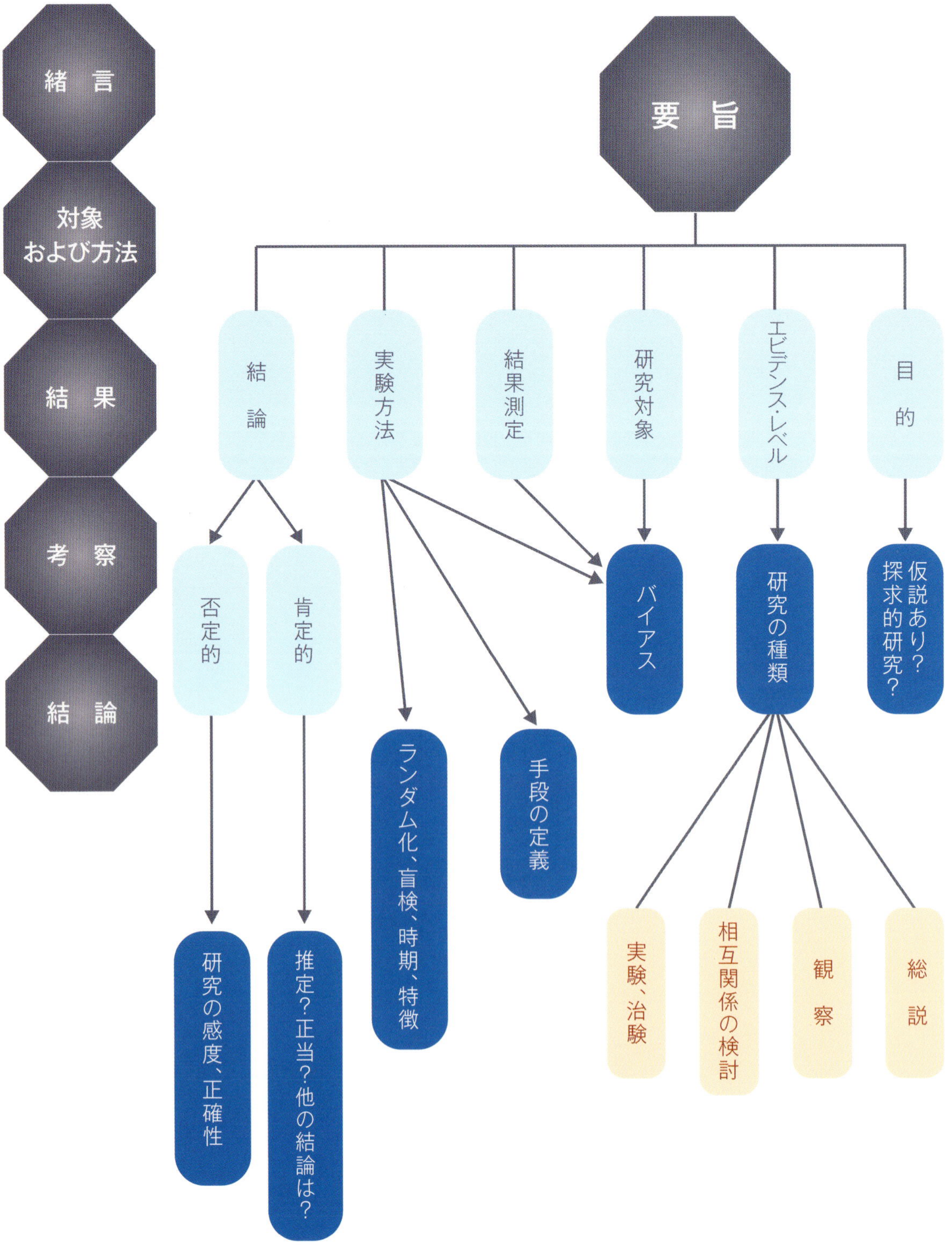

図22　要旨の評価基準

3
論文精読の第二段階

「緒言」で全景を把握する

緒言はいわば、鳥の視界

緒言の目的は、読者の関心を引きつけることである。通常、緒言は論文中で概括的な部分に位置する。全景を把握するという意味から、鳥の視界（bird's eye view）とも評される。

したがって、緒言には研究領域の現状と背景、過去の研究などが簡潔に記載されている。さらに、著者の仮説や目的についても記されている。この点で欧米の著者は論理的なステップを踏んで記するのが上手である。日本人から見れば詳しすぎるとも思える。逆に日本人論文はこれが苦手で論理が弱く、過去の知識の単なる羅列が多い。通常、ここで仮説や探求課題への論理が不十分だと発表不可になることがある。また、ここでは有意義な情報があることを示し、その研究の重要性を強調する。さらに緒言は読者の関心を、著者が望む方向に向けさせる役割を持っている。

ところで、緒言を読む際、読者は評価のため、あえて著者とは異なる視点を持つ必要がある。読者が評価すべき緒言のポイントは図23のとおりである。

■バランスのとれた構成であるか？
自分の研究論文だけを引用していれば、バランスのとれた構成とはいえない。

■探求的研究か、仮説に基づいた研究か？

■目的とする研究課題は明確か？

■論理は正当か？

■研究テーマは、最初に示した著者の疑問の答えとなっているか？

図23　評価すべき緒言のポイント

4 論文精読の第三段階

「対象および方法」実験の概念を見る

「対象および方法」の記載事項

目的は「読者が実験の有効性を判断し、実験再現のために十分な情報を与える」ことにある。そのために、Tacker[2]は対象および方法の記載のため、以下の点を挙げている。

(1) 読者に対し、研究構成を示すこと

冒頭部に小見出しを使って、その概要、あるいは研究デザインを示す。

(2) 詳細に新実験法や改良点を記述すること

方法の引用文献を示す。必要に応じて手順を明確に示した図表を用いる。

(3) 予想可能な読者の疑問に対する回答を簡単に述べる

(4) 研究デザインを正当化させる一方で、研究の限界を示す。

「対象および方法」のチェック事項

(1) 定義は正確か?

「用いられている定義が正確か」を、読者の視点からチェックする。たとえば臨床治療の研究では、治療成功と思われないケースを「成功」と定義することもある。たとえば歯科インプラント研究では、「術後6か月経過すれば成功」とする定義がある。しかし多くの研究者は、この定義に反論している。定義は、しばしば虚偽の結果となりやすいため注意を要する。

(2) 研究デザイン

研究デザインの問題点を明白にすることが必要である。観察研究(症例報告、臨床統計)では、対象の選択が重要となる。相関を見る研究(前向きコホート、横断研究、患者対照研究)では交絡因子(研究対象外の因子で、結果に影響を与える因子)が問題となる。実験研究では、データをよくするための特別なデザインがないかを確かめる。すなわち、研究の妥当性に影響を与えるすべての因子を知る必要がある。

対象の選択では、次の点に注意する。対象はヒトなのか動物なのか、サンプル数は正確か、選択方法は何か、選択基準と除外基準は示されているか、ランダム化の方法は何か、対象すべてで有効だったか(対象者の研究期間中の脱落は15%未満が望ましい)などに注意する。

(3) バイアス

バイアスがあると、データが偏り、研究結果は真実から外れることになる。図24に研究データに影響するバイアスを示す。たとえば治療効果を確かめる研究で、調査者が望む治療ばかり行えば(行動バイアス)、治療効果を正確に図ることは困難である。

期待バイアスは、調査者が患者を調査する際、患者が受けている治療内容をあらかじめ知っているときに生じ得る。そこで、調査者の期待がデータに反映されないよう盲検化が必要になる。

検出バイアスは、実験データを抽出するときのバイアスである。

分析バイアスは、目的のグループに有利な分析を行うことでデータに影響を与える。

また実験方法の精度、有効性、信頼性、妥当性あるいは測定ミスの有無についても検討が必要となる。

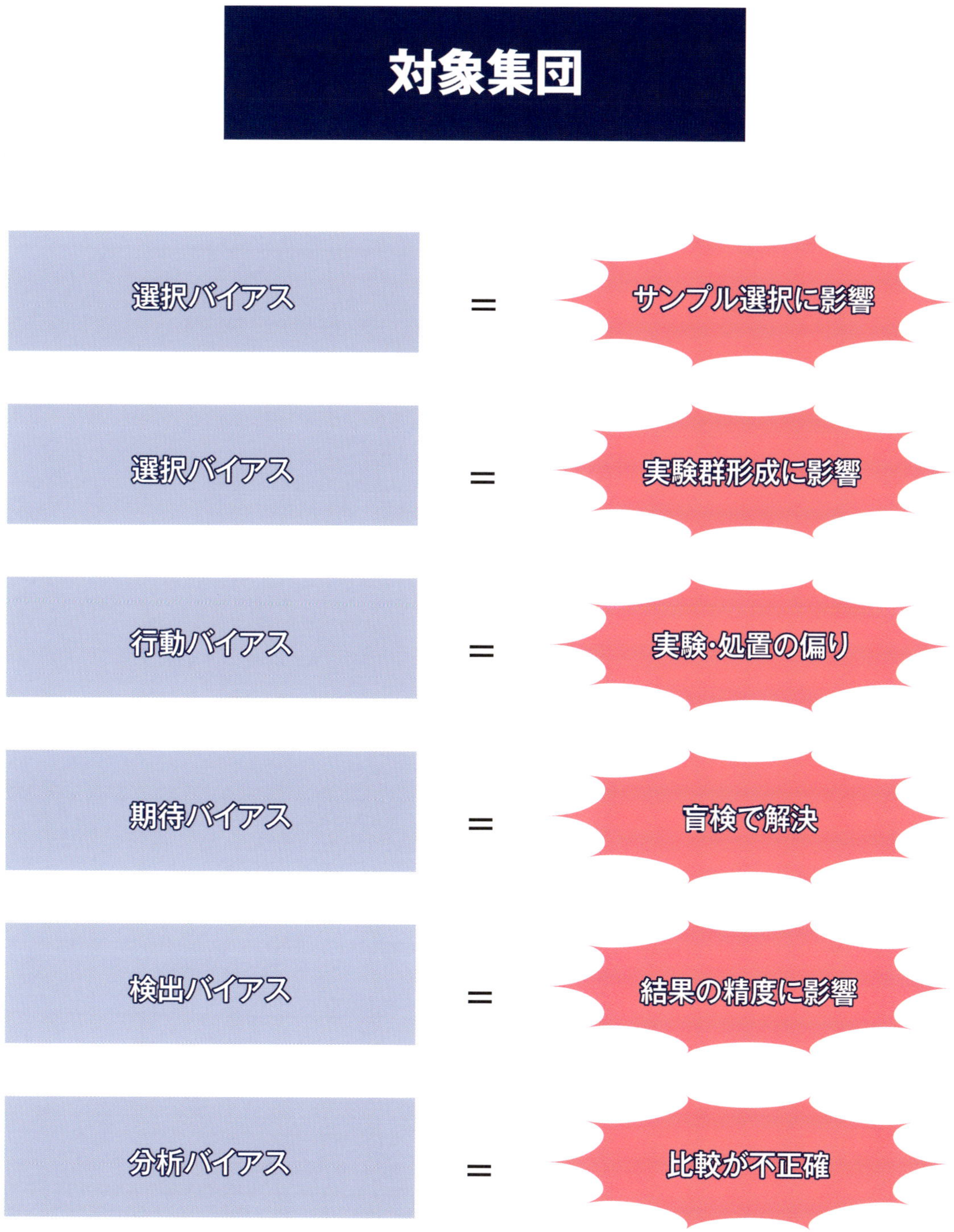

図 24　研究データに影響するバイアス

(4) 統計方法

まず、サンプル数が適切かを見る。多くの*in vitro*研究では1群あたり少なくとも5以上のサンプルが求められる。よくコントロールされた臨床研究、たとえば洗口剤を使った研究では、1群あたり最低10～15以上求められるのが普通である。

臨床疫学研究では、先行研究の標準化効果量（2群間の平均値の差（効果量）／標準偏差）と検定法の種類からサンプル数を算出する。また、サンプルをランダムに選んだか、サンプル間の変動が過大でないか等々も検討する。差がないのに「ある」とするαエラー以外にも、差があるのに「ない」とするβエラーもある。

統計手法の妥当性を考える第一段階として、「仮説の妥当性」や、統計法の適切さの検討が必要だ（図25～28参照）。

Greenhalgh[3]は「統計学検定で行われる10の不正」を示した。

①すべてのデータをコンピューターに入力し$p < .05$の有意差があるものを報告する
②介入研究で、サンプル集団のベースラインが対照と異なり、よい結果を導きやすい傾向がある場合、修正が必要となる。しかし、修正していない
③正規分布を検定していない
④途中棄権者や非承諾者を算入していない
⑤因果関係を証明する際、有意な相関係数を得るため、つねに相関するデータを意図的に入力する
⑥異常値を有効に使う。不都合なら除き、役に立つならそのままにする
⑦相関係数の信頼区間にゼロを含むデータ、すなわち有意差のないデータを除外する
⑧結果が有意になった時点で、統計計算を中止する
⑨結果が思わしくない時、傾向の違うサブグループがないか探す
⑩欲しい結果が得られないとき、他の統計計算を行う

適切な統計方法の用い方を、独立・従属変数のタイプ別に図25～27に示す。図25に名義変数（順序のない変数）、図26に順序変数、図27には連続変数の統計方法をチャートで示した。

図28に対象および方法を読むうえでのポイントを示した。その他にも最新技術か、治療の評価に問題はないか、短期間の成功ではないか、採用した変数は適切か、方法は厳密に吟味されているか、再現性はあるかという点の検討が必要である。

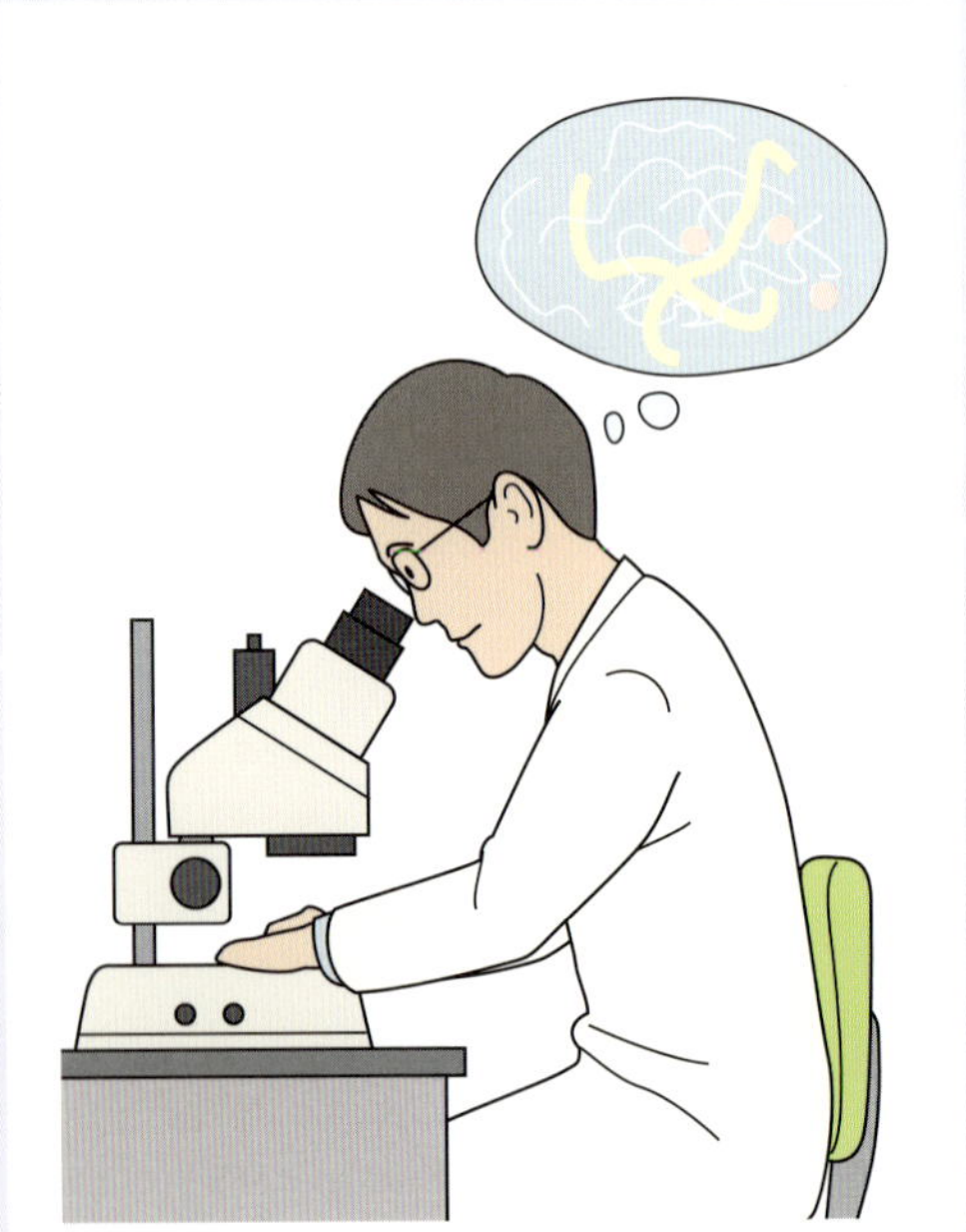

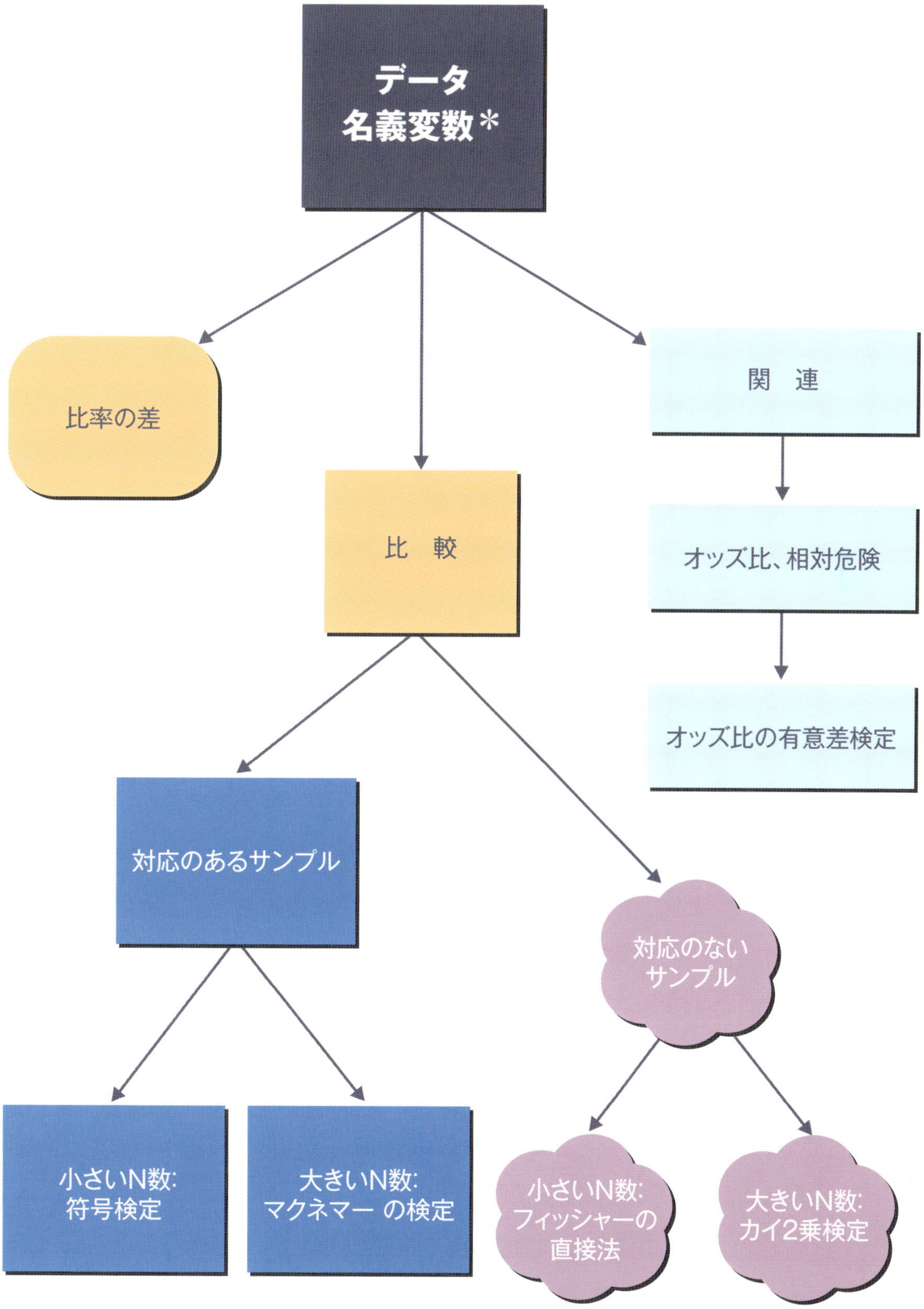

＊順序のない変数

図 25　名義変数の統計方法チャート

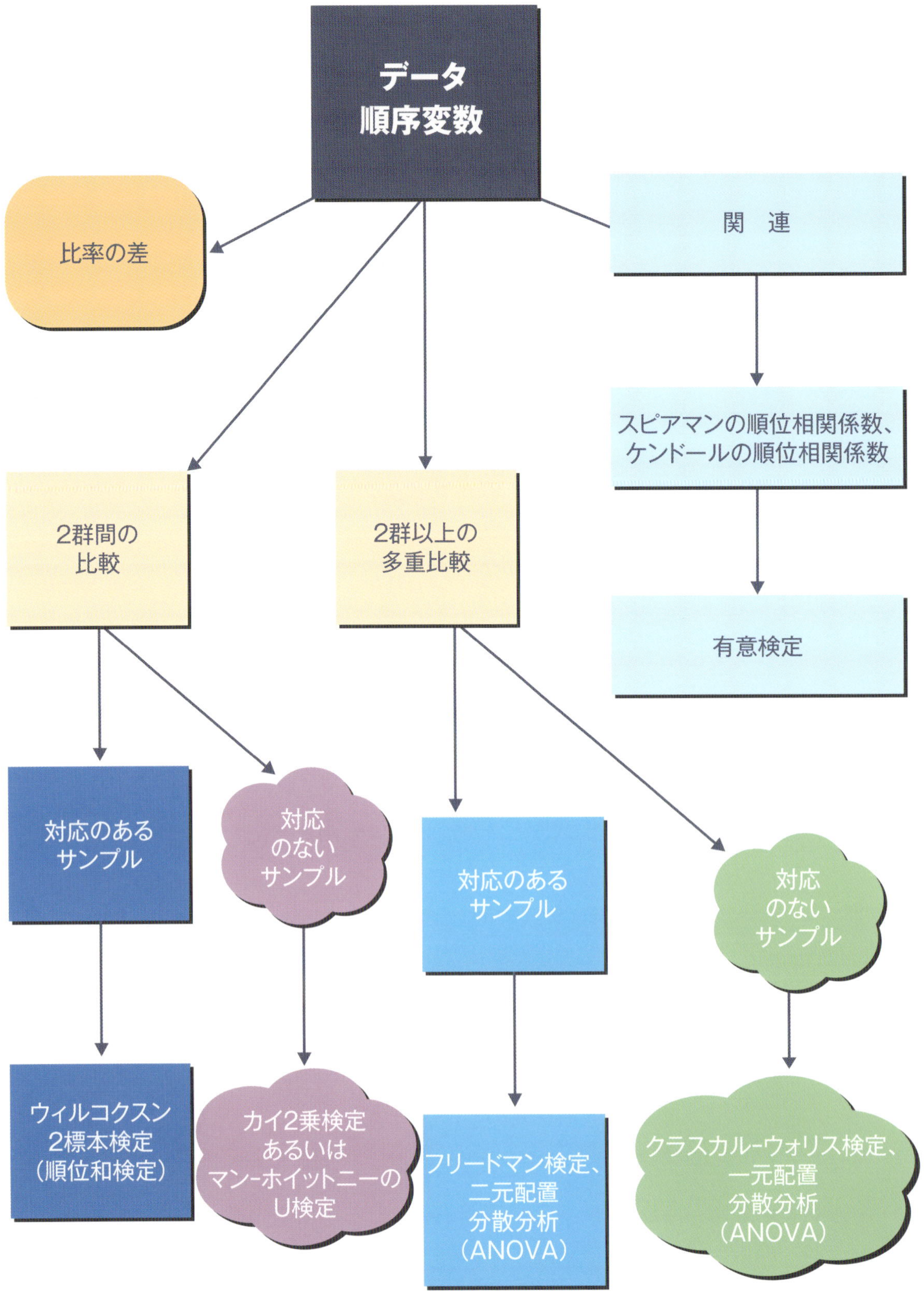

図 26　順序変数の統計方法チャート

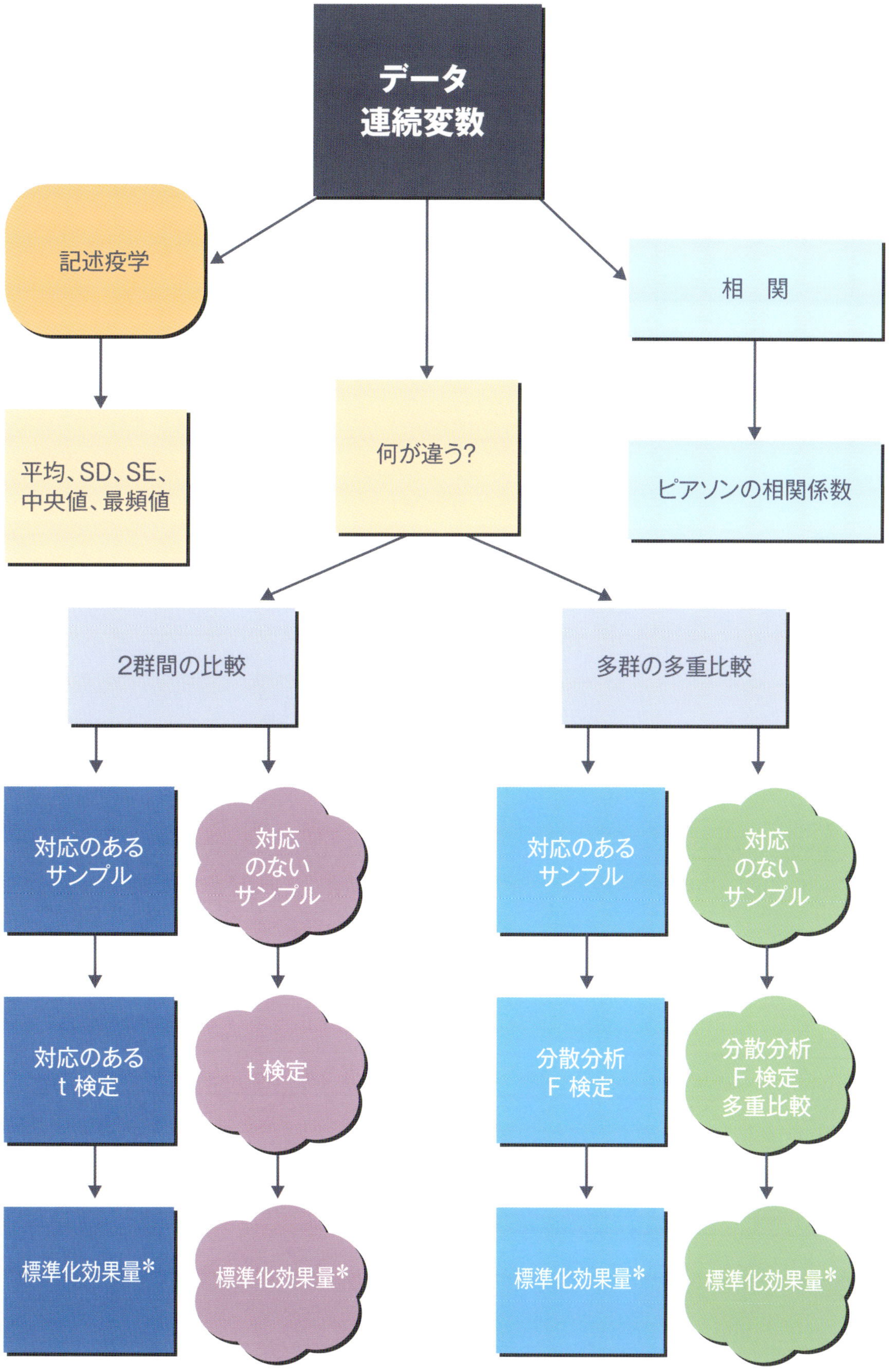

＊最後に標集化効果量をチェックする

図 27　連続変数の統計方法チャート

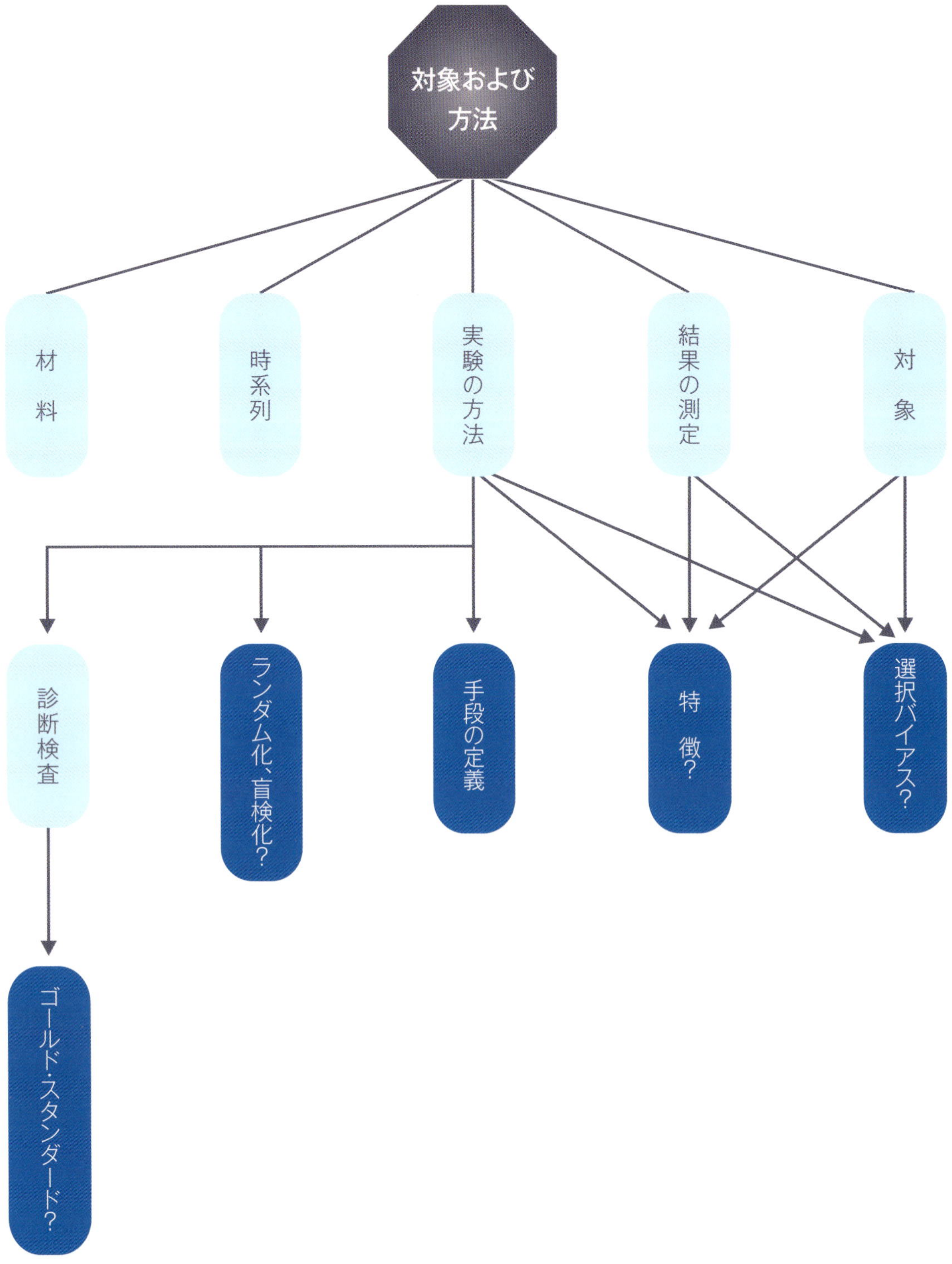

図 28　対象および方法の評価基準、バイアスの有無の判定

5 論文精読の第四段階

「結果」・その妥当性を示すデータであるかをチェック

結果での記載事項

結果における著者の目的は、読者が「結果の妥当性」を判断できるデータを示すことにある。Tacker[4]は結果の書き方について以下のように述べている。

【結果の書き方】

①吟味したデータを示す
②体系化された形でデータを示す
③本文が図・表と適切に関連する
④その研究からのデータのみを用いる
⑤結果を示すには過去時制の動詞を使う（著者追加）
⑥結果と「対象および方法」を関連させる

結果において重要なポイントは、「結果が、著者の意図・論理を支持しているか」である。また、読者の望む事項がきちんと表現されているかも確認する。たとえば、う蝕予防処置によるう蝕数の変化を知りたいと思い、論文を読んだとする。そして結果で、う蝕原因菌S. mutansの数が減ったとする。すると読者は、う蝕数を知りたいので「う蝕も減少するであろう」と誤解しやすい。一種の確証バイアス（後述）である。もちろん、この結果は、読者の関心事である「う蝕の数が減った」ということにはならない。

再現性の確認は重要である。すなわち、数値データの一致や、別々の図表データ間の一致など、内的整合性のチェックが必要だ。さらに他の研究のデータと類似するか、どのデータが抜けているのか、標準化効果量はどのくらいか、統計学的有意差はあるのか、データ処理過程でどのデータが失われたかなどを知る必要がある。たとえば、データのばらつきを隠すために、結果に比率（%など）を使用することもある。すると、元々存在したはずのデータの大きなばらつきは消滅してしまう。

結果では表や図を用いることが多い。表で示されたデータの場合は、前述のように図表間のデータの不一致に着目する。

図では多くのトリックが使われる。たとえばLie Factor（15頁）やData-ink ratio（データを示すインク量／図全体のインク量）はその判定に役立つ。また図に含まれるデータの数（たとえばTufteのデータ密度指数）が数個となると信用がおけない。

さらに図の表現の仕方でデータの読み方が操作できる。その例を示す（図29、30）。図29では4人の学生の総合成績が比較できるが図30では難しい。すなわち総合成績を読者に見せたくないとき、図30を使う。

図の場合、データの比較が容易か、図で用いる単位は適切か、ベースラインを意図的に下げゼロのない図ではないか（図31）、隠されたデータはないかをチェックする。ベースラインを下げる図はときに必要となる。その際はX軸とY軸をゼロ点で交差しない。

また、前述したように比率を用いることで、実際の効果の程度を偽ったり、また分母の選び方で標準化効果量を大きく見せたりすることができる。

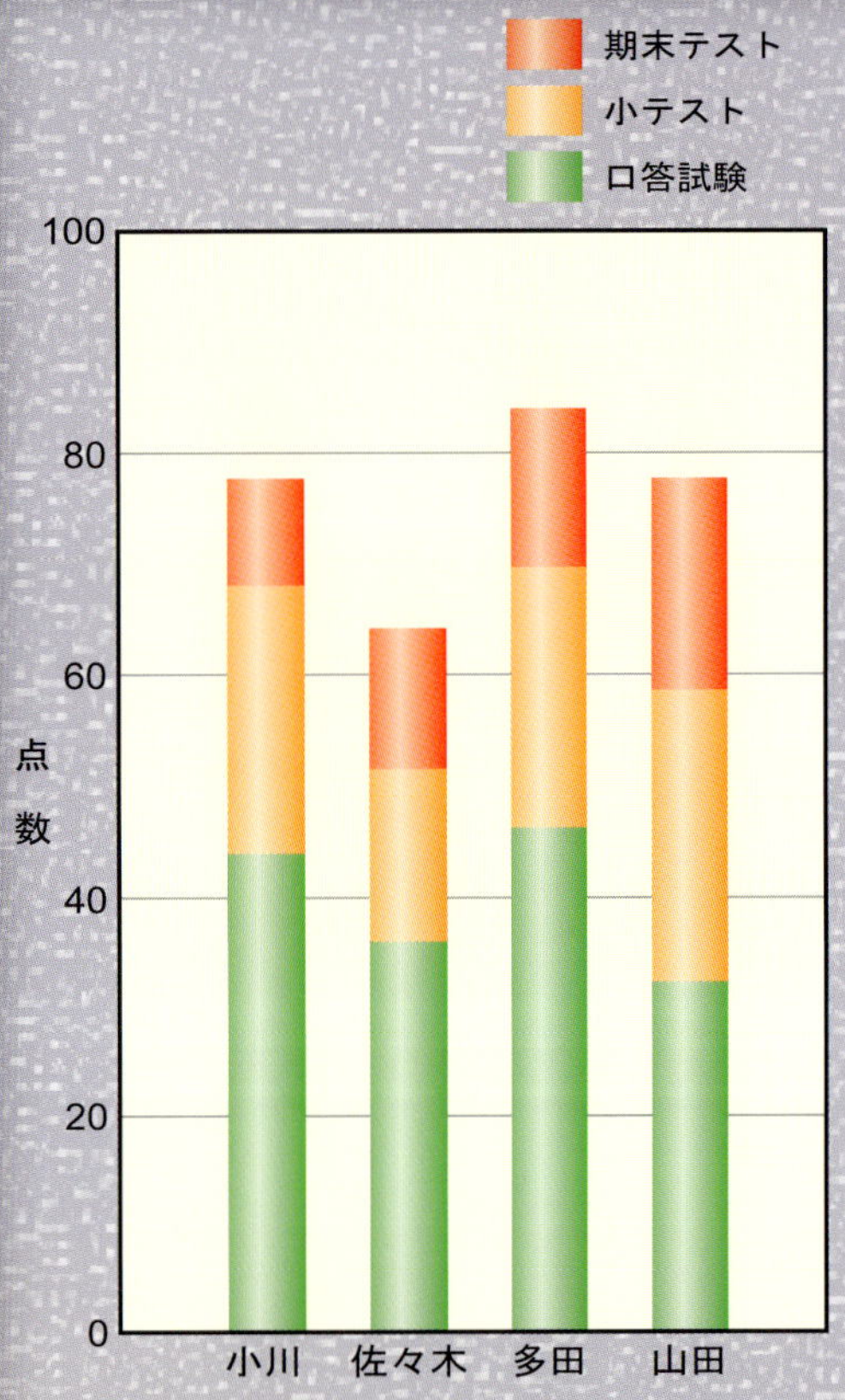

図 29　棒グラフの使い方；各テスト間の比較が難しい

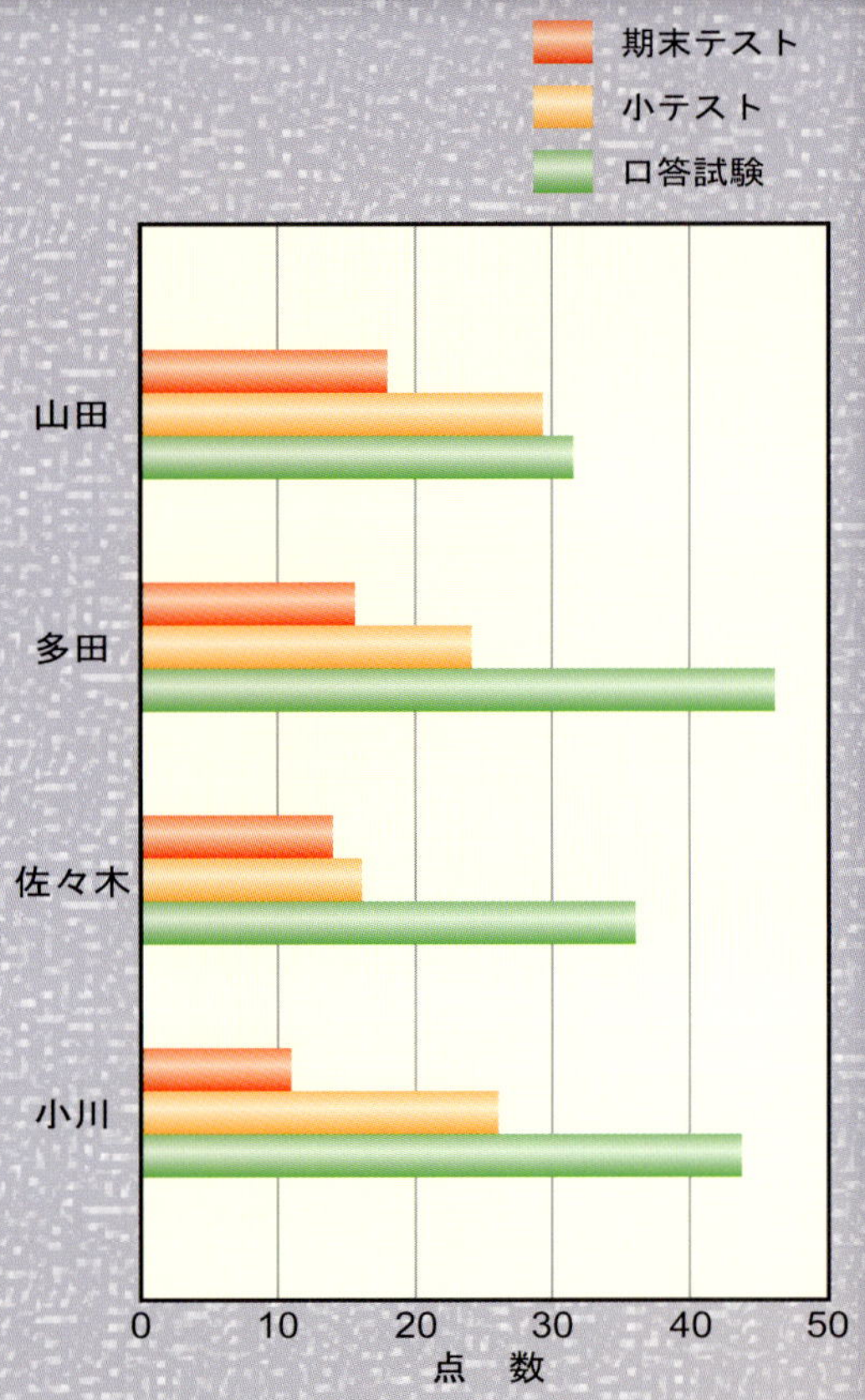

図 30　棒グラフの使い方；総合点が不明である

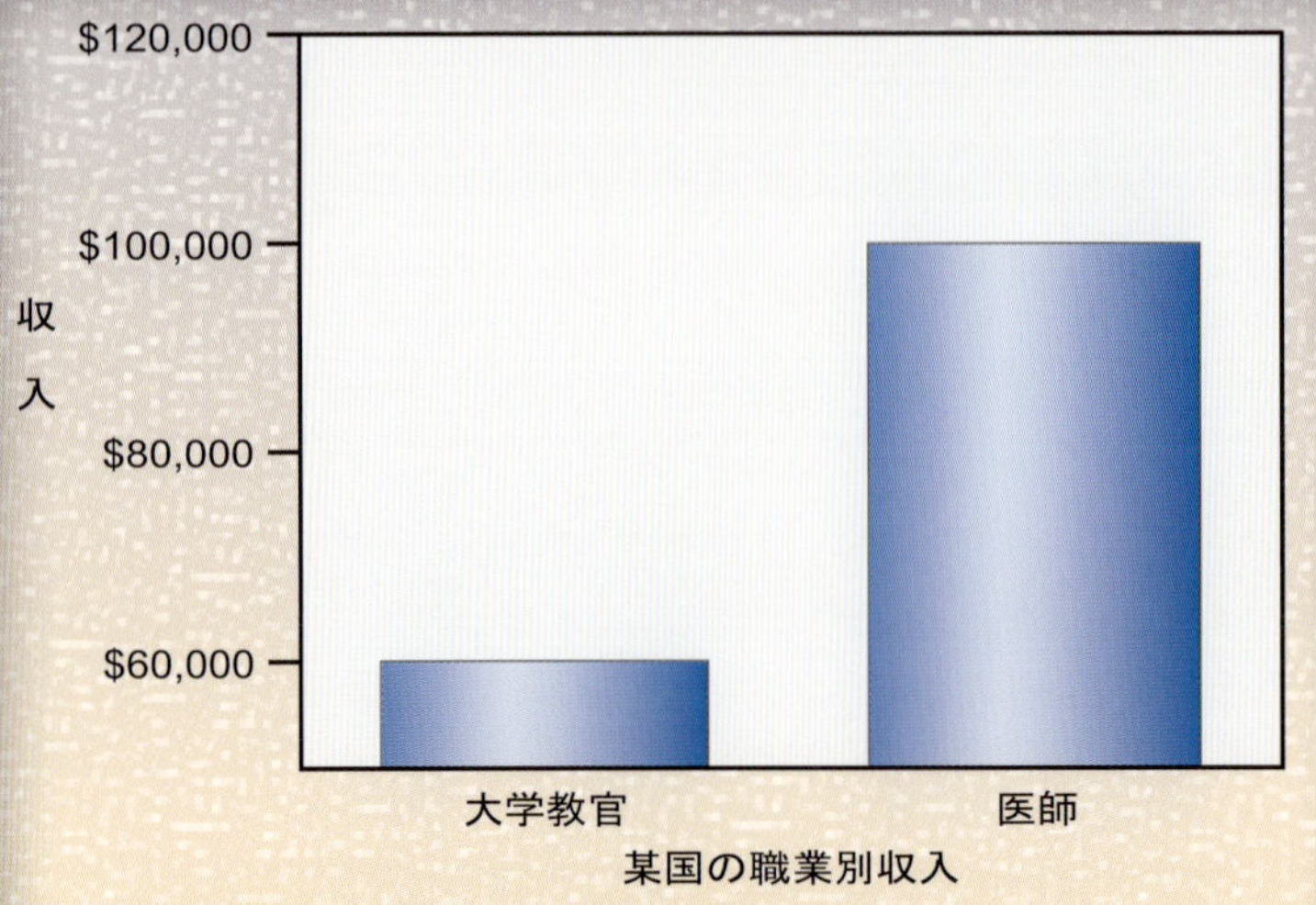

図 31　ベースラインを下げゼロを含まない棒グラフ；大学教官の低収入を強調しすぎている

6 論文精読の第五段階

「考察」は論理的であるか？

考察の記載事項

考察における著者の目的は、「結論が論理的で内容あるもの」と読者を納得させることにある。さらに、科学論文はクリティカルな議論による結論を、読者に納得させる必要があるので、Tacker[5]は、考察の書き方について以下の点を挙げている。

【考察の書き方】

①結論、比較、意義、示唆、推測、応用、将来の研究、曖昧な結果、その研究の限界について議論する

②研究の考察の枠組みを以下のように作る

ⓐ緒言で提示した課題に解答する

ⓑ研究結果に関連するポイントを考察で示す

ⓒもっとも強調したい結果を最初に提示する

③考察のあらゆる箇所で研究との関連を明白にする

④他の結論や結果と不一致とならないようにする

⑤強調しなくてよい部分は強調しない

⑥推測と意見を区別する

⑦考察の終わりは、「……が示唆された」「……と思われる」などと並べて理論の結末を細くしてはならない。強く的を得た表現が必要である

とくに、日本人は⑥そして⑦が上手ではない。また、以上に加え、適切な情報を示す文献を引用することにも注意が必要だ。

考察のチェック事項

関連ある証拠のすべてを考察したか、考察の論理は正しいか、誤った推論はないかを探す。考察が論理的に正しくあるためには、証拠に基づいていなければならない。

そこで、十分な証拠か否かは、研究内容の一貫性と関連性の強さの究明により判断する。

エビデンスレベルの判断には、Sackettの診断テストがある[6]。重要度に従い4つ星から1つ星にランクされている。以下の項目を考察で確認する。

★★★★
・ヒトを対象にした実験

★★★
・究明した関連性の強さ、研究の内容に一貫性がある

★★
・コンスタントに結果が出る
・要因曝露の増加による結果の増加
・疫学的センスがある

★
・生物学的センスがある
・1つの原因で1つの効果
・類推

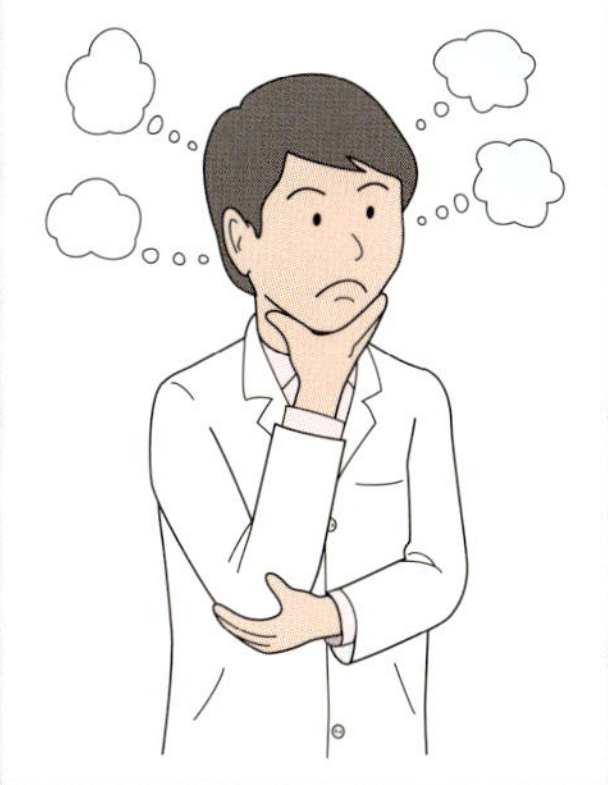

7 論文精読の第六段階

その「結論」は受け入れるに値しているか

結論の書き方

結論は多くの場合、帰納法で導かれる（42頁）。「帰納」とは一般に「個々の具体的事実（前提条件）から一般的な法則を導き出すこと」と定義されており、「帰納法」とは「帰納により因果関係を確定する方法」である。読者が結論の内容を受け入れられるかの基準を以下に示した。

帰納法に基づく結論の妥当性

① 前提が正しいこと

ただし、不明確で言外の意味を含むような前提条件には注意を要する。これは日本語に多い。また「行間を読む」必要のある前提条件は、不成立である。

② 議論が正しい流れであること

すなわち類推や権威に基づく根拠（たとえば根拠のない定説）などに影響されず、疑問に明確に答えているか。

③ 論議の前提で、関連ある証拠をすべて取り入れていること

結論が、証拠と論理に基づいて証明されているか判定する。すなわち、前述したFisher's Assertability Questionの「どのような根拠により、その結論を信じることができるのか？」で、再度分析する。また、単に文章の巧みな論議では、惑わされやすいので注意が必要だ。さらに、結論に反することを最小限にする一方、一致することを過度に強調していないか確かめる。

最後に、判断の際に生じる確証バイアス、読者が賛成する情報に対し、読者が好意的に判断するバイアスに留意すべきである。これは論文のみならず講演会、セミナーで起きやすい。

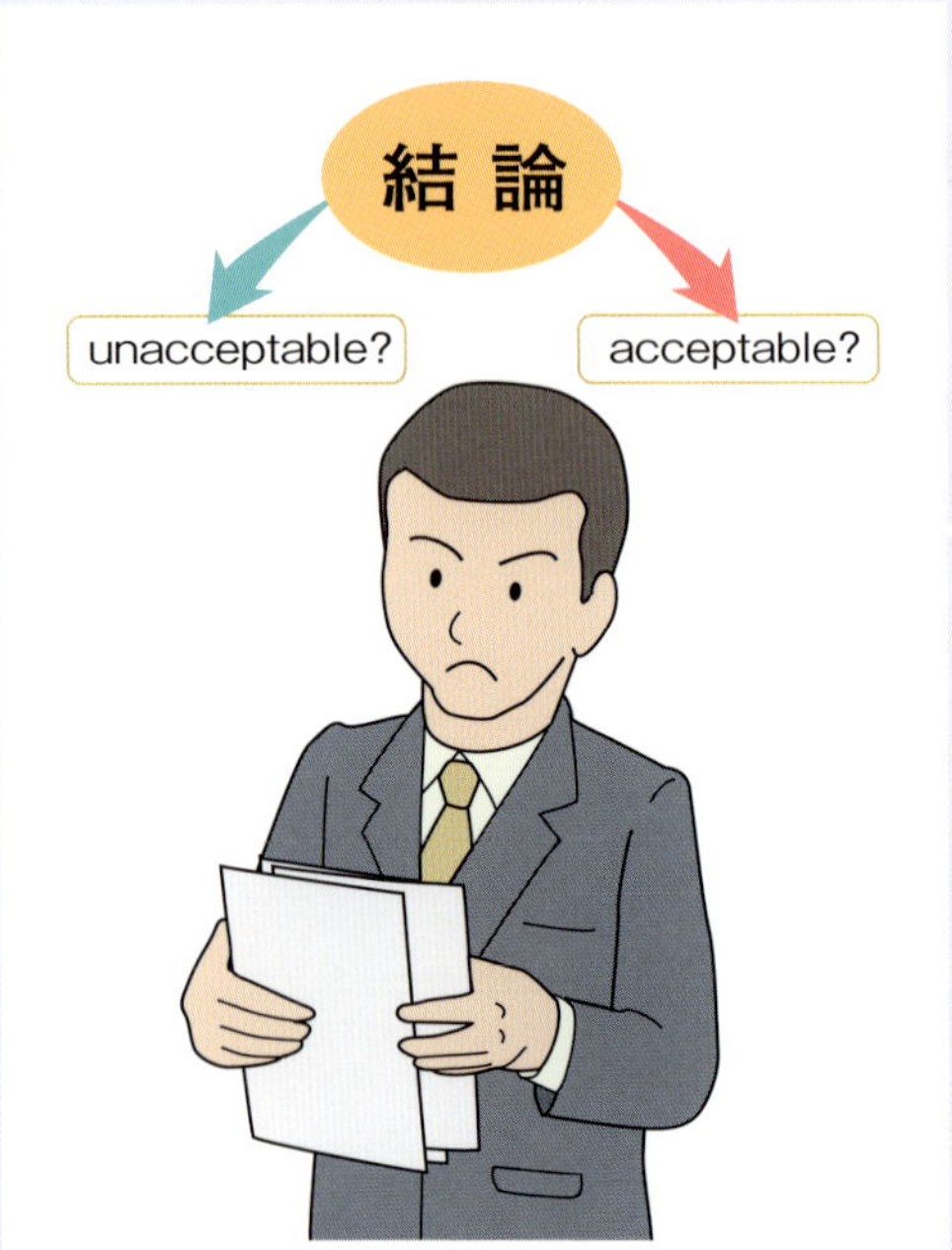

8 論文精読の第七段階

論文の価値とは

読者として印象に残った重要なポイントを記録する

　論文を読んだあと、読者の印象に残る重要ポイントが結論と一致することが望ましい。しかし、研究に欠落部分を見つけたら、その欠落を認識したうえで、読者は結論を修正することが可能だ。たとえば、ある論文がある治療法の有効性を証明しているが、研究に欠落があり、結果が信用できない場合、

「この治療法はすべての患者に当てはまらず、この論文で行ったような特定の研究において特定の患者に有効であった」

　という修正である。また、論文中で結論が成り立たない致命的な欠陥を見つけたとすれば、結論を完全拒否することもあり得る。しかし、論文を綿密に読む努力をすれば、読者はある種の結論に達するはずである。そして、将来の臨床・研究の参考になりそうな結論を導き出したら、これをノートなどに記録することが重要である。ただ論文を読み流して、忘れてしまうより、自分が詳細に読んで印象に残るポイントを記録し、ファイルすることで論文を読む力量が育つ。

何を学んだか

　読んだ論文の価値とは、読者が何を学んだかによって決定する。すなわち、読者は役立つ情報を見つけねばならない。たとえば、明確な根拠のある結論、新規性のある有用な方法論、今まで気づかなかった参考文献、論点を正当化する文章力、また説得力のある文章構成法、統計学的手法、また学術雑誌掲載を志すならそれに必要なエビデンス・レベルを知り、指標とすることができる。さらに将来の研究に役立つアイディアなど、読者の臨床・研究に役立つことを見つければ、新たな論文価値が生まれる。なぜなら、論文の頂点には、読者であるあなたが存在するからである。

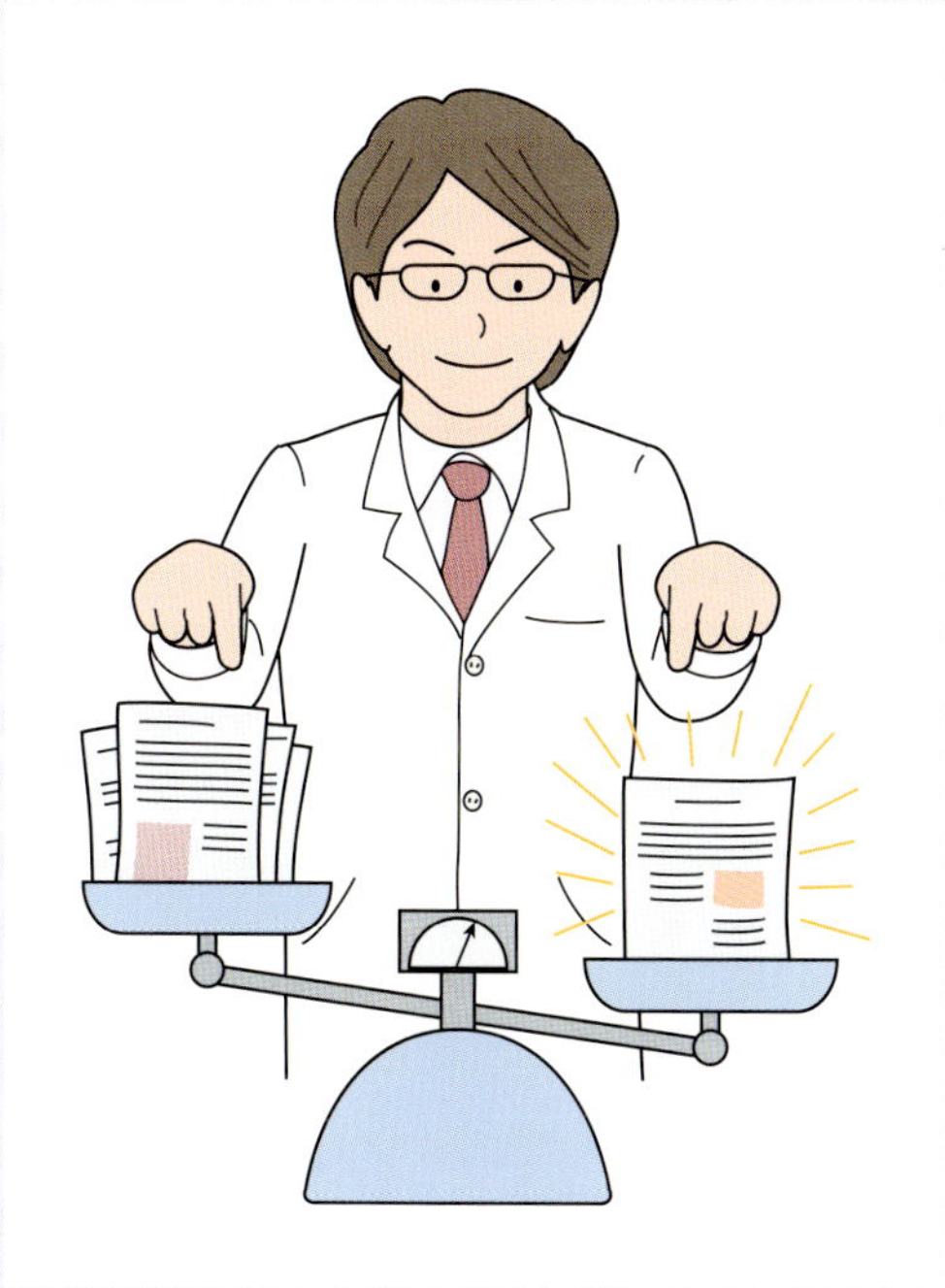

◆参考文献◆

1）Alec Fisher. The Logic of Real Arguments. Cambridge：Cambridge University Press,1988;131
2）Tacker MM. Parts of the Research Report：The Title. Letters from an Editor. Int J Prosthodont 1990;3:396-7.
3）Greenhalgh T. How to read a paper. Statistics for the non-statistician. Ⅱ：“Significiant” relations and their pitfalls. BMJ 1997 Aug16；315(7105)：422-5.
4）Tacker MM. Parts of the Research Report：The Result. Letters from an Editor. Int J Prosthodont 1991；4：189.
5）Tacker MM. Parts of the Pesearch Report：The Discussion. Letters from an Editor. Int J Prosthodont 1991；4：301-2.
6）Sackett DL. Evaluation：requirements of clinical application. In Warren KS(ed). Coping with the Biomedical Literature. New York Praeger 1981；123-40.

PART 6

歯学部学生・臨床家のために
—生涯学習の重要性とその手法—

1

医療者は生涯学習者

八重垣　健

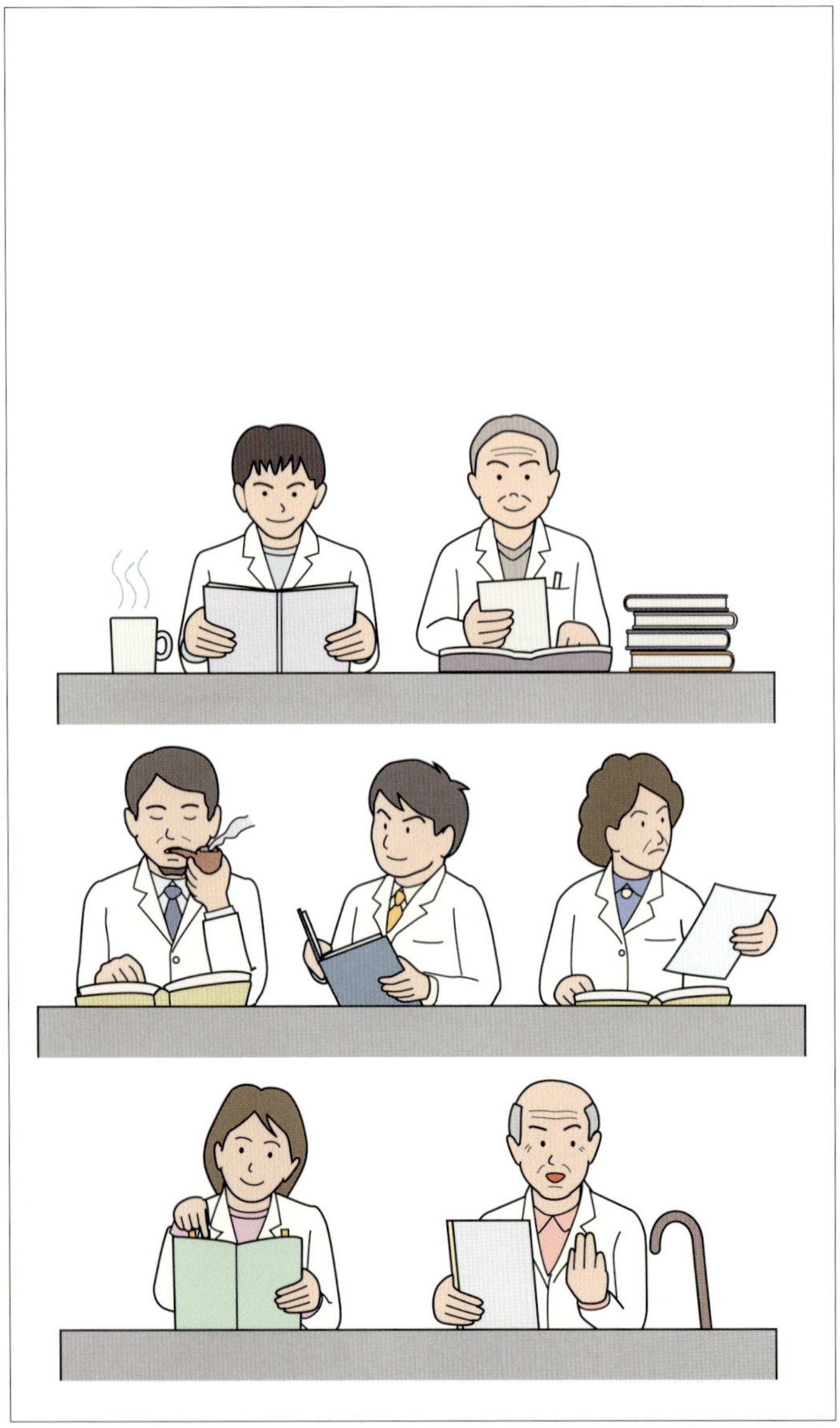

医学を実践する者は生涯、学習を続けなければならない。とはいえ、生涯学習しないからといって罰則規定を作ることはできない。そこで先進国では、生涯学習（Continuing Education：CE）の単位不足の医師・歯科医師には、免許を更新しない。一方、わが国では免許は永久である。将来わが国で、先進国のような免許更新制度に移行するには、医師会・歯科医師会もしくは、新たな半官半民組織を作って、医師・歯科医師を強制的に全入させ、管理するシステムが必要となる。したがって、一朝一夕には難しい。ところが行政がいったん、医師・歯科医師の質の維持・向上をめざせば早晩、作られるシステムである。海外のCEの現状をみると、受講者が自分の力で課題を発見し、自らの興味あるCEコースを選んでいる。また各大学等も競って、興味深いCEコースを数多く作っている。さもなければ大学で学んでいる（あるいは学んだ）学問や科学技術は、社会の進歩と変化に追いつかない。学んだ時点では現在の科学を学んだのであって、未来の科学技術は学べない。したがってCEが必要である。

時代の変化によりCEも進化する。したがって医療担当者は、未来のCEをも理解する能力（知識、技能、態度・行動）つまり生涯学習者としての能力を身につける必要がある。この必要な能力がクリティカル・シンキングである。

2

医学教育でクリティカル・シンキングの利用

影山幾男

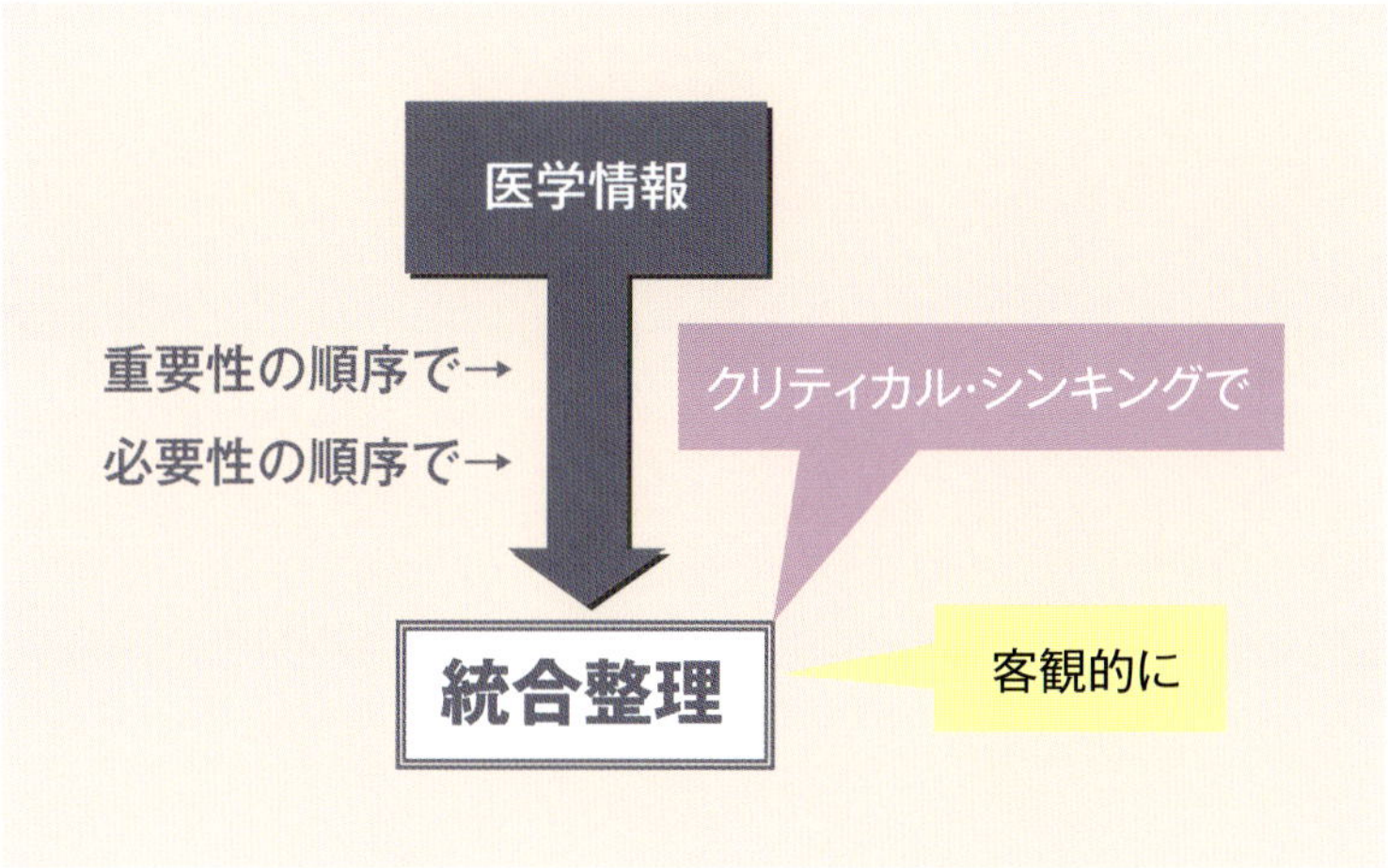

図 32　医学情報整理の原則

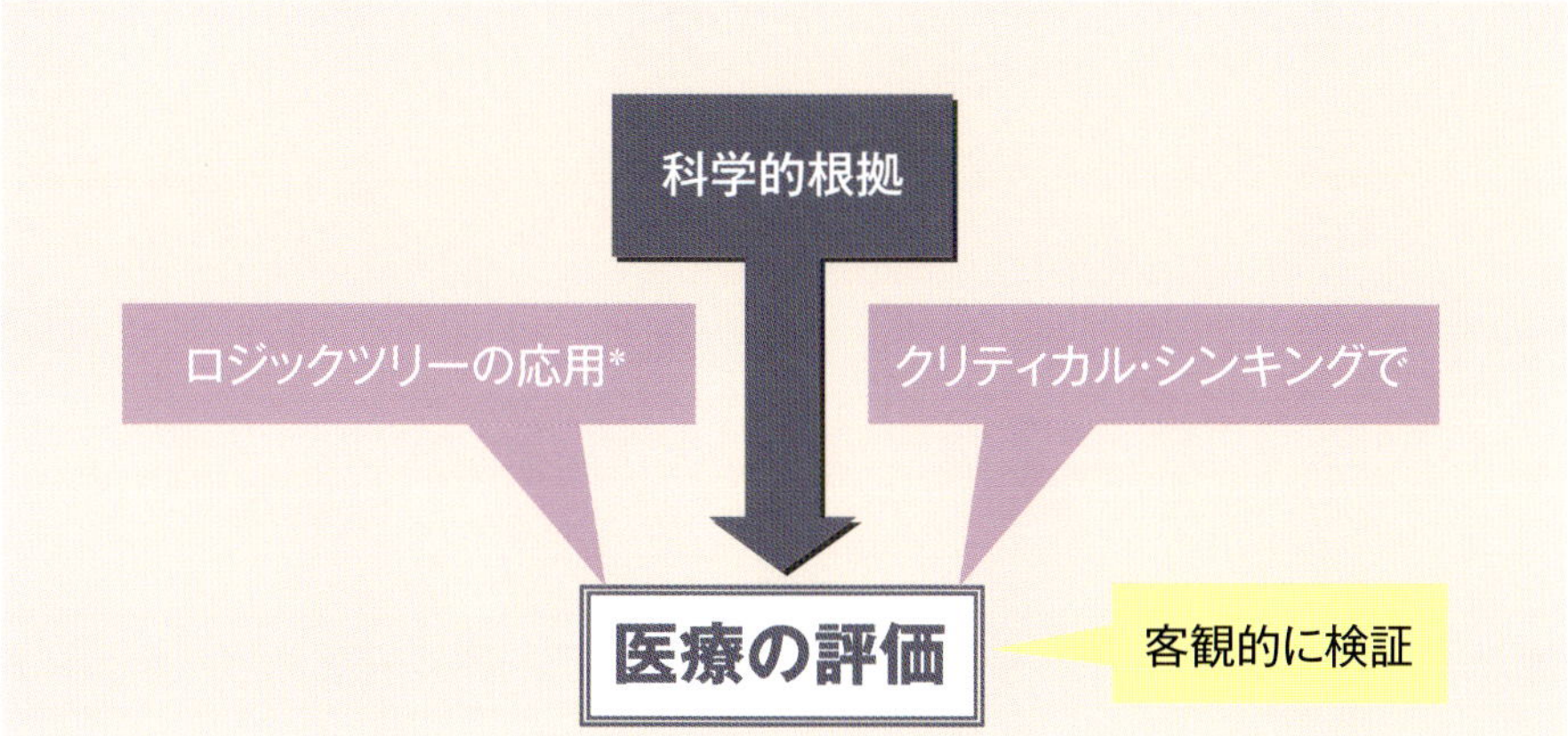

図 33　科学的根拠による医療の評価と検証（＊図 34 参照）

科学的根拠に基づいた医療の評価

医科・歯科双方のコアカリキュラムでは、「医学情報を重要性と必要性にしたがって客観的・批判的に統合整理する基本的能力」（図32）と「科学的根拠に基づいた医療の評価と検証」（図33）が求められている。これらは本質的には同様の能力と手順を要求しており、情報の氾濫する現代、臨床医に必須の能力である。「論理的に批判的に読み解く能力」（80頁）と表現能力（82頁）を身につければ、上記の両者の能力開発に大いに役立つ。さらにコアカリキュラムでは、「自分の考えを分かりやすく表現できる能力」が求められているが、これは患者や家族への説明能力・説明責任に直結する。もちろん、チーム医療で最良のコミュニケーション・連携を確立するためにも必須である。「自分の考えを分かりやすく表現する」には、これもクリティカル・シンキングとして身につけ、情報の重要性と必要性を客観的に理解する必要がある。

3

課題探求・解決能力学習におけるPBL

影山幾男

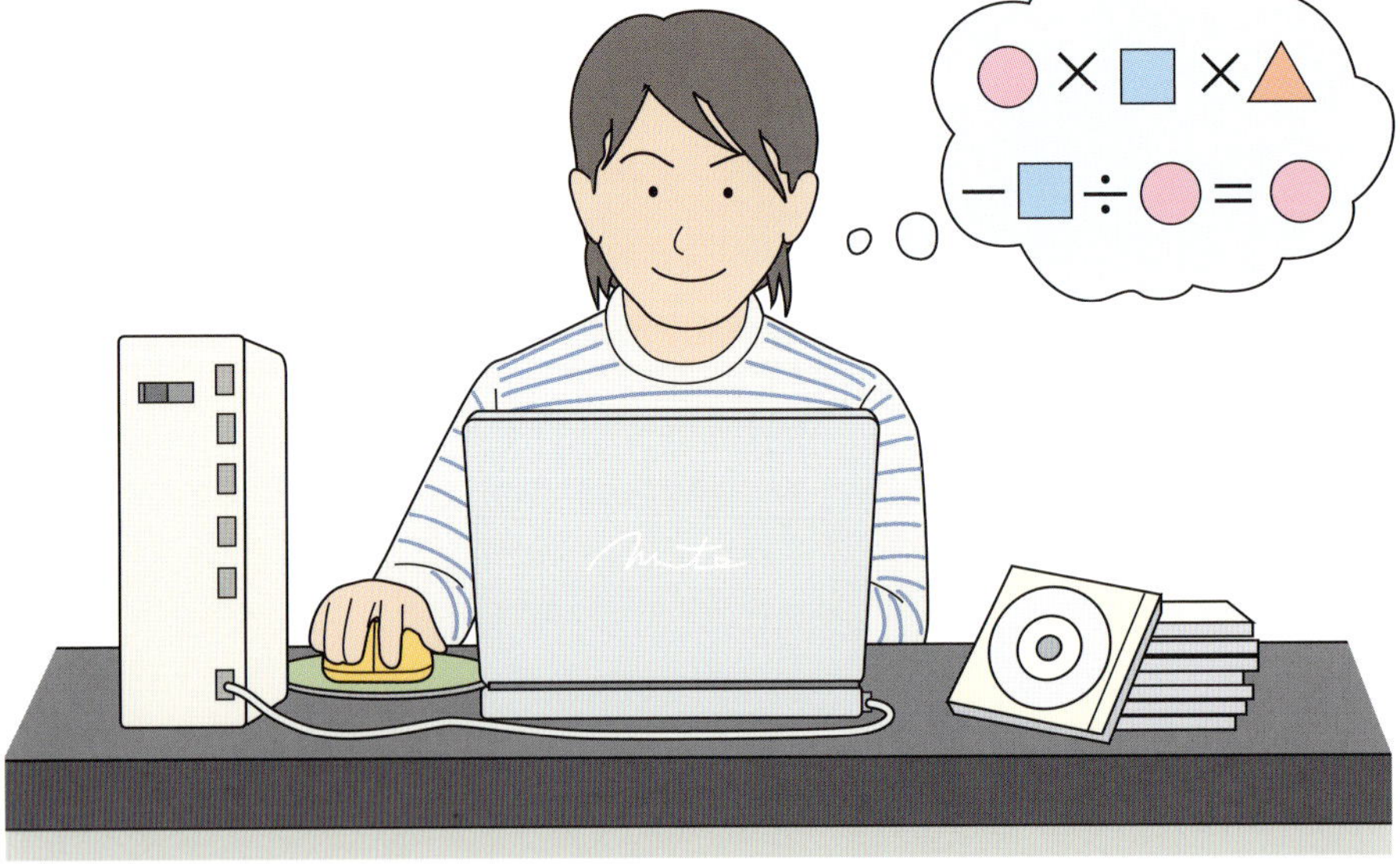

歯学部における ＰＢＬテュートリアル教育

ＰＢＬテュートリアル教育（以下ＰＢＬ）は、問題解決能力の育成、総合的かつ実践的知識の習得、自己学習および生涯学習の習慣、コミュニケーション能力の向上を目指す学習方略である。

これは、具体的な状況を事例として与え、少人数グループ討論を通して学生が自主的に自分に必要な学習項目を設定し、自らの力でそれを習得することを通して、自己開発型学習の学び方を修得させようとするものである。ＰＢＬは学習方略なので、本章のテーマとなっている以下の項目を修得、学生に期待できる。

①自己学習能力の育成

ＰＢＬでは学生は能動的に何が問題なのかに気づき、問題点を抽出し、それについて学習することができる。

②コミュニケーション能力の育成

患者とのコミュニケーションはもちろんのこと、医療従事者間でも対話は大切である。ＰＢＬでは学生が少人数グループの中でコミュニケーション能力を高めることができる。

③問題発見・解決能力の育成

歯科医師は生涯にわたり、さまざまな問題に直面することになる。それらの問題を迅速かつスムーズに解決しなければならない。ＰＢＬでは学生が問題点を抽出後、いかにその問題点を解決するかを学ぶことができる。

④生涯学習実践のために必要な知識と活用技術の修得

昨今の歯科医療の進歩には目覚しいものがある。よってつねに、新しい情報を得なければならない。ＰＢＬでは学び方を学ぶ方法を取り入れているため、学生がつねに新しい歯科医療知識と活用技術を修得することができる。

⑤クリティカル・シンキング能力の修得

現代は情報の渦に囲まれている。膨大な情報の中から必要な情報を見極める能力が必要となる。どれが必要で、どれが必要でないかを見極めるためにＰＢＬは有効である。

歯学部における PBL チュートリアル教育の５つの目的

①自己学習能力の育成

PBLチュートリアル教育では学生は能動的に何が問題なのか気づき、問題点を抽出し、それについて学習することができる。学生は与えられた課題シート（シナリオ）や写真、ビデオ、模型等より疑問点を抽出し、仮説を立て、学習項目を発見し、各個人で学習することで自己学習能力の育成ができる

②コミュニケーション能力の育成

患者とのコミュニケーションはもちろんのこと、医療従事者間でも対話は大切である。PBLチュートリアル教育では学生が７～８名の少人数グループの中で問題点・疑問点の抽出を行うので、コミュニケーション能力を高めることができる

③問題発見・解決能力の育成

歯科医師は生涯にわたり、さまざまな問題に直面することになる。それらの問題を迅速かつスムーズに解決しなければならない。PBLチュートリアル教育では学生が問題点を抽出した後、いかにその問題点を解決するかということを学ぶことができる

④生涯学習実践のために必要な知識と活用技術の修得

昨今の歯科医療の進歩は目覚しいものがある。つねに、新しい情報を得なければならない。課題シート（シナリオ）の内容はつねに PBL 委員会で新しいものを作成し、その都度ブラッシュアップするため、学生がつねに新しい歯科医療知識と活用技術を修得することができる

⑤クリティカルシンキング能力の修得

現代は情報の渦に囲まれている。膨大な情報の中から必要な情報を見極める能力が必要となる。PBLチュートリアル教育は多くの情報を吟味することで情報収集能力を高めることができる。本当に必要な情報の吟味や情報の真偽を見極めるため、クリティカル・シンキング能力を高めることができる

4

生涯学習の手法 ①

－生涯学習は“疑問”を持つことからはじまる　疑問や問題を発見していくための手法を学べ－

影山幾男

創造的発想なしに疑問は生まれない

「科学は1つの肯定のための、否定の連続である。」

といわれる。科学を行う者に王道はなく、あらゆる可能性にトライし、失敗を重ねる。問題解決や、法則の発見のため決してあきらめずに地道に、あらゆる事象を正確に捉える。疑問点や問題点を整理し仮説を立て、実験し、または必要な情報を検討し法則の発見につなげる。疑問点や問題点の発見のためには創造的発想法が有効である。

創造性とは一般的に「今までにない何かを新たに生みだす能力・資質・直感」と考えられている。しかし、無から有を作りだすことが原理的に不可能であるように、既存の知識理論や技術体系を無視して創造的に新たな何かを生みだすことはできない。

KJ法活用のおすすめ

創造的発想をするためには、過去の学習行動や人間関係から蓄積した情報や知識を、自由自在、かつ効果的に組み合わせる柔軟性と情報処理能力が必要である。効率的な情報処理のためにもっとも重要な技術となるのが、無秩序で膨大な情報を整理する技術である。無数のデータから問題解決（目的達成）に役立つ有効なアイデアを生み出す発想法に、川喜田二郎[1,2]のKJ法がある。

KJ法は、膨大な情報が関係する複雑な問題の解決に役立つ『情報整理と創造的発想の技術』である。KJ法のプロセスは

情報の収集
←
情報の分類整理
←
新しい有効な発想・アイデアの思いつき

という流れで表現することができる。KJ法はブレーン・ストーミングで提出された数多くの発想や情報を的確に取りまとめていく方法としても有効である。

KJ法のやり方はシンプルで、雑多な情報・アイデアをカードに書きだし、そのカードを類似性（親近性）や関連性によってグループ分け（グループピング）して見出しをつけ、その情報整理過程から新たな発想を発見しようというものである。

すなわちKJ法は、

情報収集（ラベル集め）
←
グループ分け
←
図解化（データ群の関係性を空間的に把握するために、物語性を考慮して図解化・構造化する）
←
叙述化（複雑なデータ群の関係性や問題解決のための発想を文章化してみる）

によって進められていくことになる。

仮説とは

簡単に述べると研究の見通しあるいは予測に当たるもの。単なる想像ではなく、ある程度の客観性を持つ、結果についての仮の判断である。仮説はいろいろな角度から検証され、その妥当性が客観的に認められたときに定説となり、法則となる。妥当性が証明されないときは、仮説が修正されたり、棄却されたりする。仮説の良否

は、研究そのものを左右するほど大きな意味を持っている。

仮説の意味と機能

「○○において、○○を○○することによって ○○となるであろう」

①場、内容等
②手立ての工夫
③ねらい、目指す法則

上記のような仮説の3機能を考える必要がある。

仮説の設定方法

①「どのような方向に研究を進めるか」という観点に立ってねらいを考える
②ねらいを達成するためには、「どこを」「どうすれば」よいかを考える
③矛盾や問題点を分析、焦点化し着眼点を決める
④分かりやすく簡潔な表現を考える

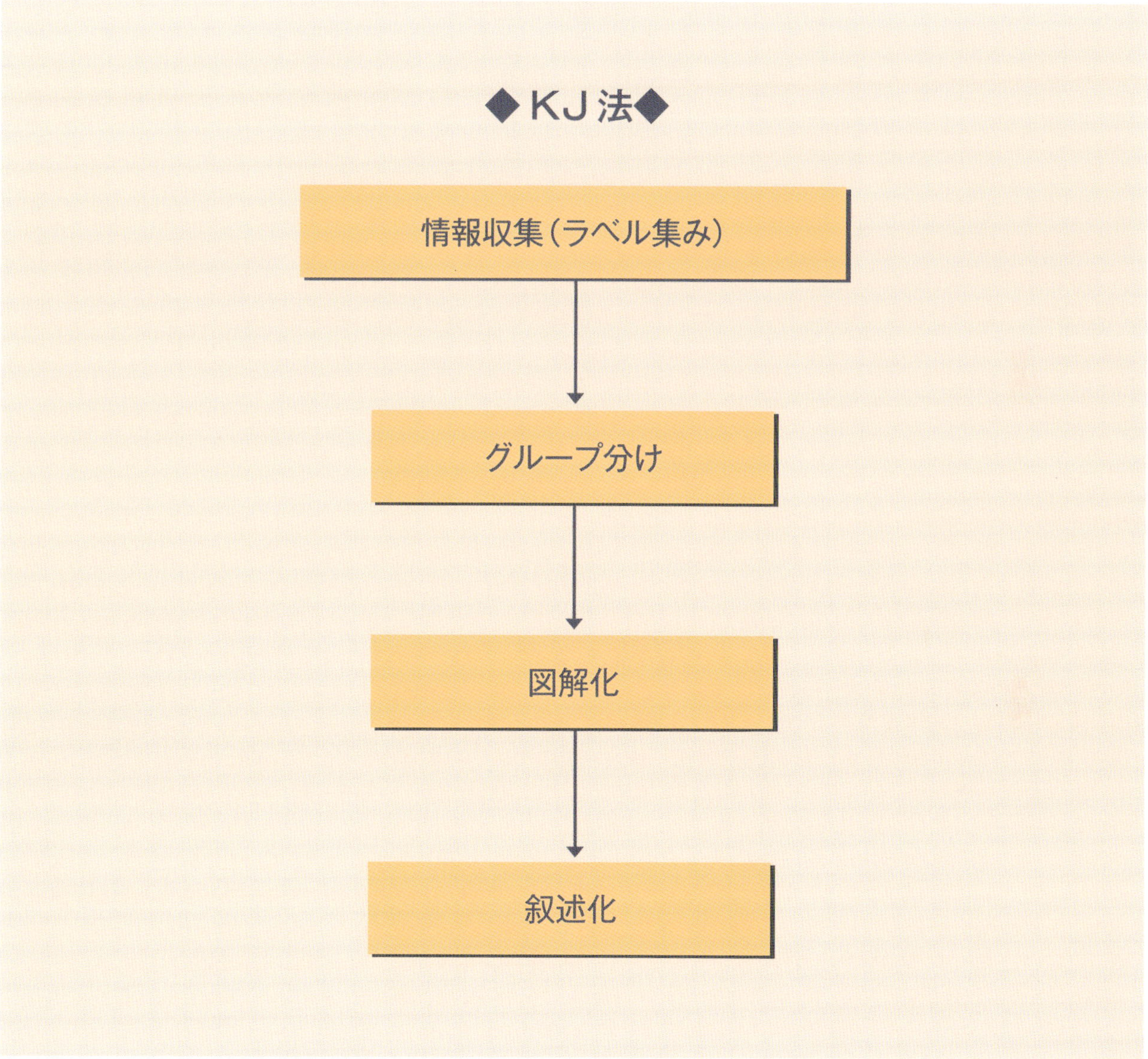

4

生涯学習の手法②

－論文の読み方を身につけよう 論理的・批判的に読み解くために－

葛城啓彰

英米語圏と東洋語圏の思考パターンの違い

IT革命によるグローバリゼーションが起こった今でも、宗教・文化の違いのため、英米語圏と東洋語圏の人々の思考パターンには、直線型と渦巻き型がある。

英米語圏は基本的に、一神教、多民族国家であり、最初に善悪二元論に基づく結論（要旨）、次に具体的各論、最後にまとめ（結論）という直線的思考構造による論理をとる。

一方、日本を含む東洋語圏では、暗示や婉曲的技法が好まれ、漢詩の絶句を起源とする「起承転結」形式の論理展開が好まれる。成瀬[4]の古典的な例（表6）を挙げると、日本語では絶賛される発想の転換が、英米語圏では理解し難い論理の飛躍になる。

科学論文は基本的に、最初に要旨、次に具体的各論、最後に結論という直線的なパラグラフ構造をとる。パラグラフごとの論理的つながりを重視し、最初に示された主張が最後まで貫かれる。われわれ日本人が、科学論文の論理を理解するには、このルールを十分に認識しなければならない。

論理的に読む・書く・話すため、D.M.Brunetteは、次の4つの原則を挙げている。

【4つの原則】

①合理性：多くの人の客観的判断に基づき立証すること

②整合性：同一の基準により論ずること（一貫性）

③柔軟性：先入観なしにどのような意見も許容した後に論ずること

④バランス感覚：細部にとらわれず全体（結論）から判断すること

論理的に批判的に読み解くために

まず、第一に科学論文を読み解く際に重要なことは、研究目的に対し、十分な結論が記載されているかどうかを見極めることだ。

次に注目すべきは、結論を導くために使われた根拠は何かとその数である。さらに各根拠に重なりがなく、全体として漏れがないかを吟味する。

次に、1つひとつの根拠が、どのような実験データ・観測により得られたのかを吟味する。研究デザイン、サンプル数・抽出法、実験方法の再現性、時系列などの妥当性・正当性を吟味する。その後に、これらの事実からロジックツリー（図34）により、

①この根拠が本当に導けるのか、（So What?）

②根拠とする理由づけが、事実にあるのか（Why So?）

を判断する。このようにここは結論となる根拠の妥当性が立証されたあとに

③これらの根拠から本当に結論が導けるのか、（So What?）

④結論とする理由付けが根拠にあるのか（Why So?）

を判断する。具体的には、PART5章科学論文を客観的・批判的に読む（53頁）で学んでいただきたい。

日本式	英米語圏式
（起）京で一番　糸屋の娘	（前提 1）京で一番　糸屋の娘
（承）姉は十六　妹は十四	（前提 2）姉は十六　妹は十四
（転）諸国大名は　弓矢で殺す	（前提 3）人を殺すに大名と違い
（結）糸屋の娘は　目で殺す	（結　論）弓矢を用いず　目で殺す

表6　東洋語圏と英米語圏の論理構成の違い

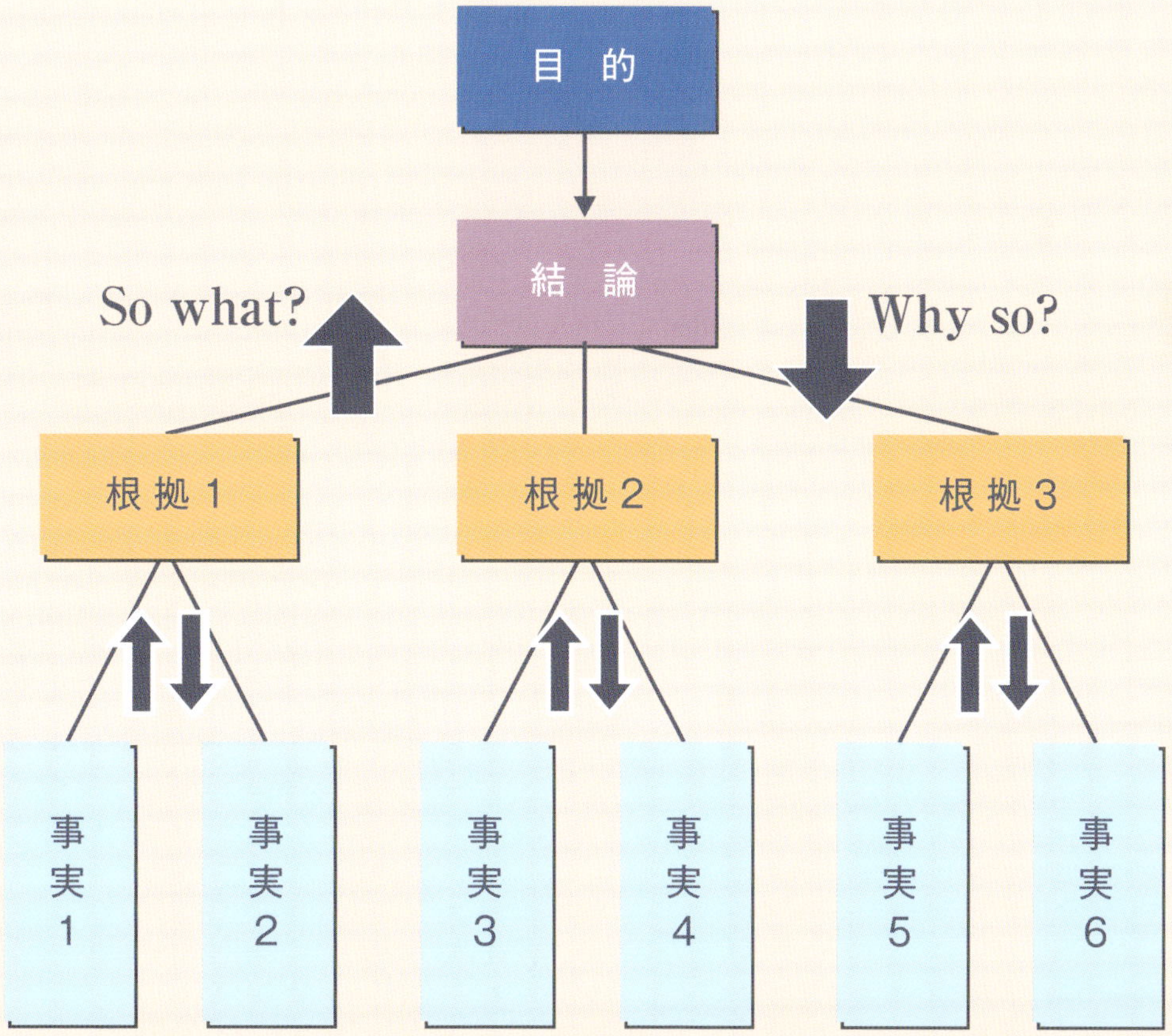

図 34　ロジックツリー（↓ Why so? ↑ So what?）

4

生涯学習の手法 ③

－自分の学習の成果を発表しよう プレゼンテーション能力をあげよう－

葛城啓彰

演繹法と帰納法の活用

問題解決には前述のロジックツリー（図34）も大いに役立つ。つまり、「研究における法則の発見法」と同じで、まずロジックツリーの根拠を見つける。これを前提条件として、論理にしたがい解釈すると解決できる。D.M.Brunetteは演繹的論理と帰納的論理が役に立つという。演繹法ではすなわち、絶対的三段論法と、二者択一の三段論法の誤りを理解することが必要となる。絶対的三段論法や二者択一の三段論法は前提1、前提2、結論から導かれる。一方、帰納法的論理は複数の個別の事実から一般論を導く方法である。

冒頭でも述べたように、科学は1つの肯定のための、否定の連続である。科学を行う者は疑問点や問題点を列挙し、仮説を立て、演繹法と帰納法を駆使して、問題点の解決や法則性の発見に続ける。演繹法と帰納法については具体的には、PART4（42頁）CHECK4で学んでもらいたい。

客観的に批判的に分かりやすく表現するには

①ロジックツリーの応用

話をする場合は、相手の反応に応じたある程度の修正が可能だが、文章では書いたものがすべてである。よって、読み手に正確に伝え、読み手が行動を起こすように書くのは容易ではない。

基本的には、図34のロジックツリーの構造を応用すればよい。まず、テーマに対する明確な結論が必要で、結論を頂点に複数の根拠が整理され、結論を導くに十分な関係を持つことが要求される。その複数の根拠に、重複や漏れがあってはならない。この複数の根拠のそれぞれに、明確な見出しをつけておくと、読み手の理解を深める効果がある。

②プレゼンテーション：表現能力の向上

ここでも、ただ聞き手にわかりやすく伝えるだけではなく、一定時間内に聞き手の心を動かし、行動を起こさせることが目的となる。それには、聞き手のニーズを把握し、十分な準備と熱意が必要となる。プレゼンテーションでは、表情・挨拶・姿勢といった視覚情報（Visual）や話し方・言葉遣い（Vocal）といった要素が、受け手にとって、大きな比重を占めている（図35）。話の内容自体も簡潔に、わかりやすく話すことが要求される。

プレゼンテーションで効果的な説明法にはWhole Part法（図36）がある。科学論文の論理構成と同様に、まず、概要（Summary）を話す。次いで結論を構成する根拠を具体的に説明する。根拠の各部分は、並列に3つ前後のグループ分けをして、説明するのが一般的だ。最後にもう一度、全体のまとめとしての結論（Conclusion）を述べる。

プレゼンテーションの階層構造が縦型のときはPREP法という方法がある。ここでも、最初にPoint（結論）、次いでReason（理由）、Example（事例）と話を進め、最後にもう一度Point（結論）を述べる（図37）。

このような論理的展開を用いることによって、効果的なプレゼンテーションが行える。

東洋語圏は、英米語圏とは違い、論理的に話す・書くということが、日常生活の中に習慣づけられていない。そのため、場面に応じ意識して、論理的思考を用いることが必要になってくる。

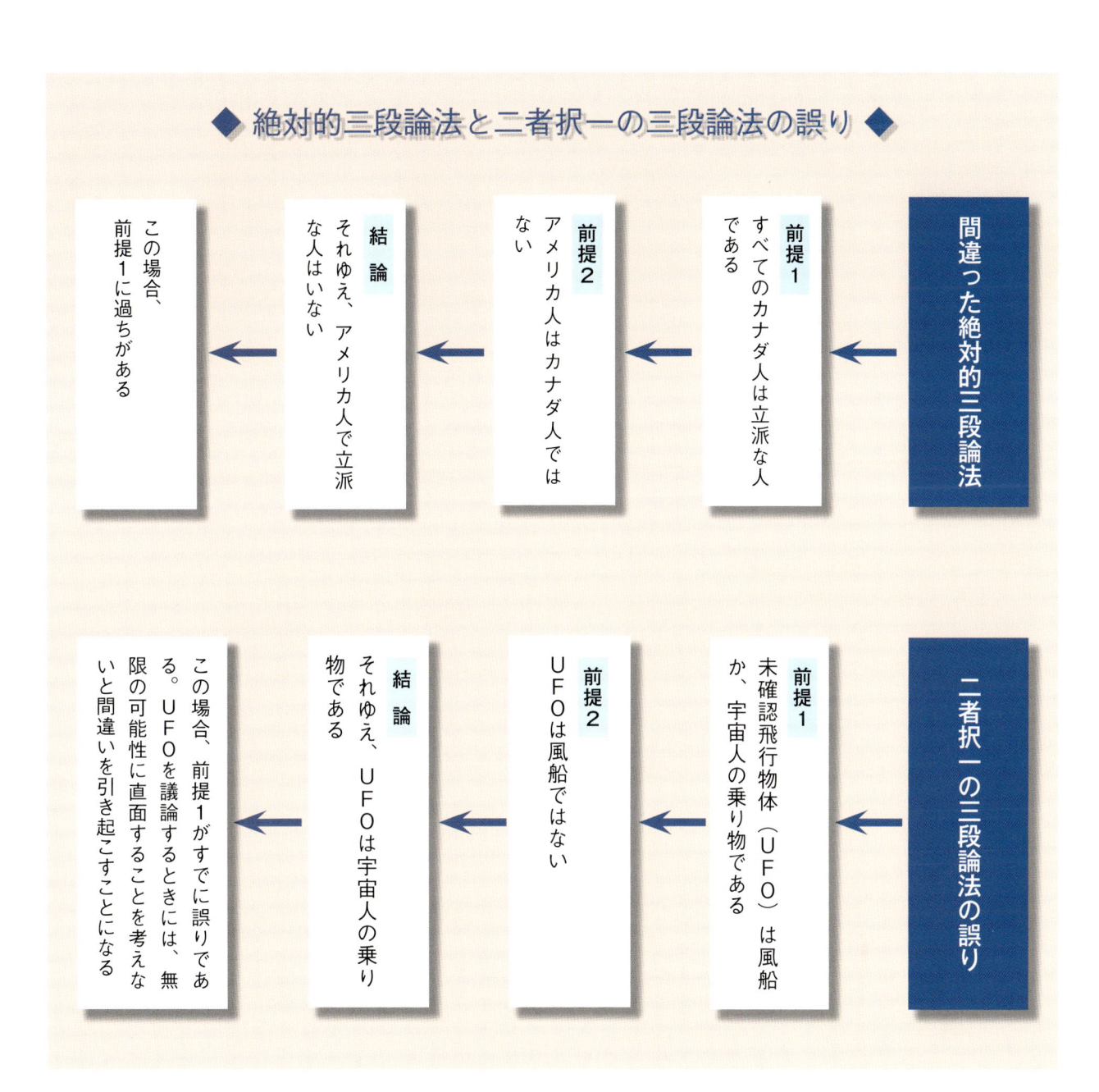

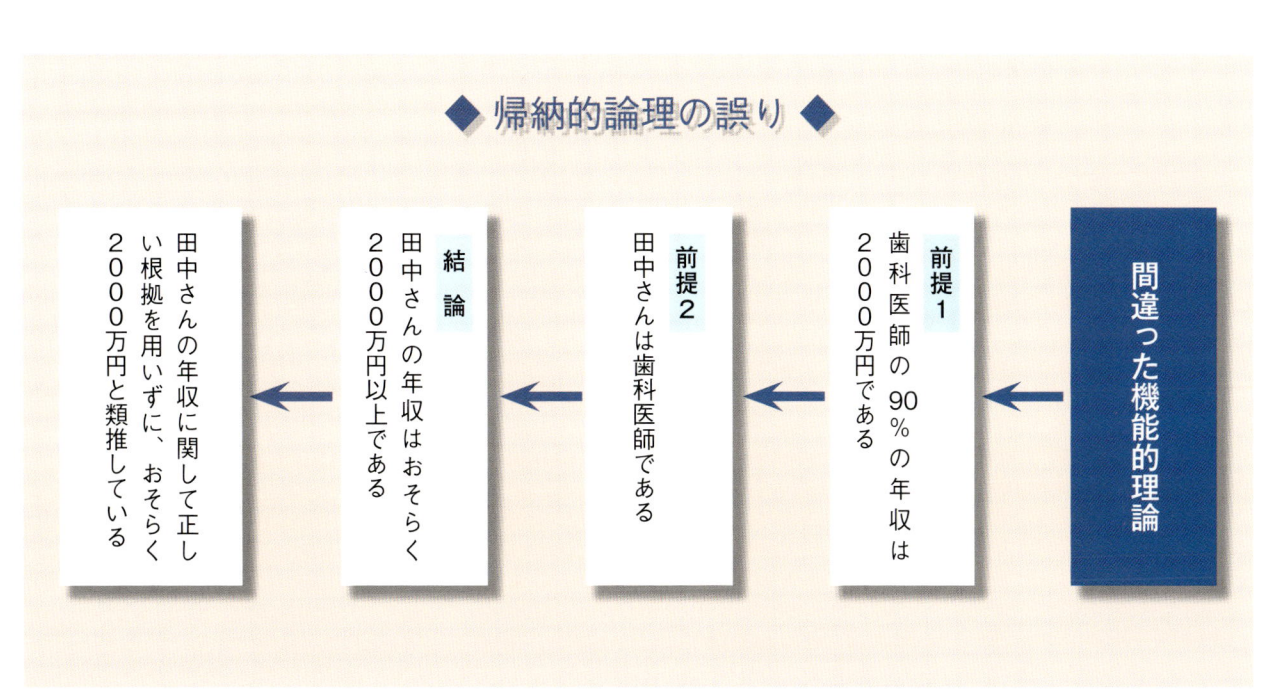

◆ 絶対的三段論法と二者択一の三段論法の誤り ◆

間違った絶対的三段論法

→ **前提1** すべてのカナダ人は立派な人である

→ **前提2** アメリカ人はカナダ人ではない

→ **結論** それゆえ、アメリカ人で立派な人はいない

→ この場合、前提1に過ちがある

二者択一の三段論法の誤り

→ **前提1** 未確認飛行物体（UFO）は風船か、宇宙人の乗り物である

→ **前提2** UFOは風船ではない

→ **結論** それゆえ、UFOは宇宙人の乗り物である

→ この場合、前提1がすでに誤りである。UFOを議論するときには、無限の可能性に直面することを考えないと間違いを引き起こすことになる

◆ 帰納的論理の誤り ◆

間違った機能的理論

→ **前提1** 歯科医師の90％の年収は2000万円である

→ **前提2** 田中さんは歯科医師である

→ **結論** 田中さんの年収はおそらく2000万円以上である

→ 田中さんの年収に関して正しい根拠を用いずに、おそらく2000万円と類推している

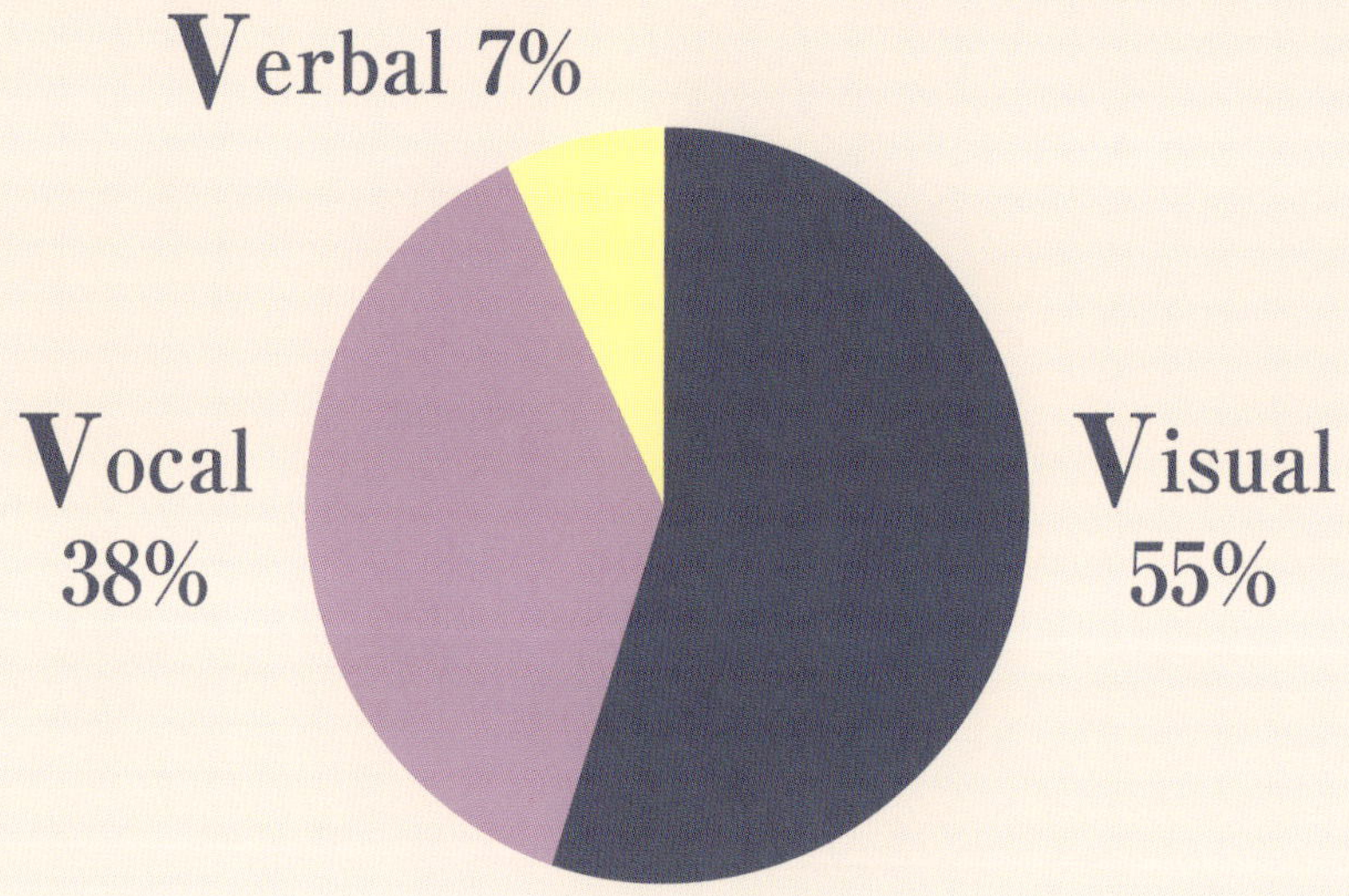

図 35　プレゼンテーションにおける 3V の法則 3)

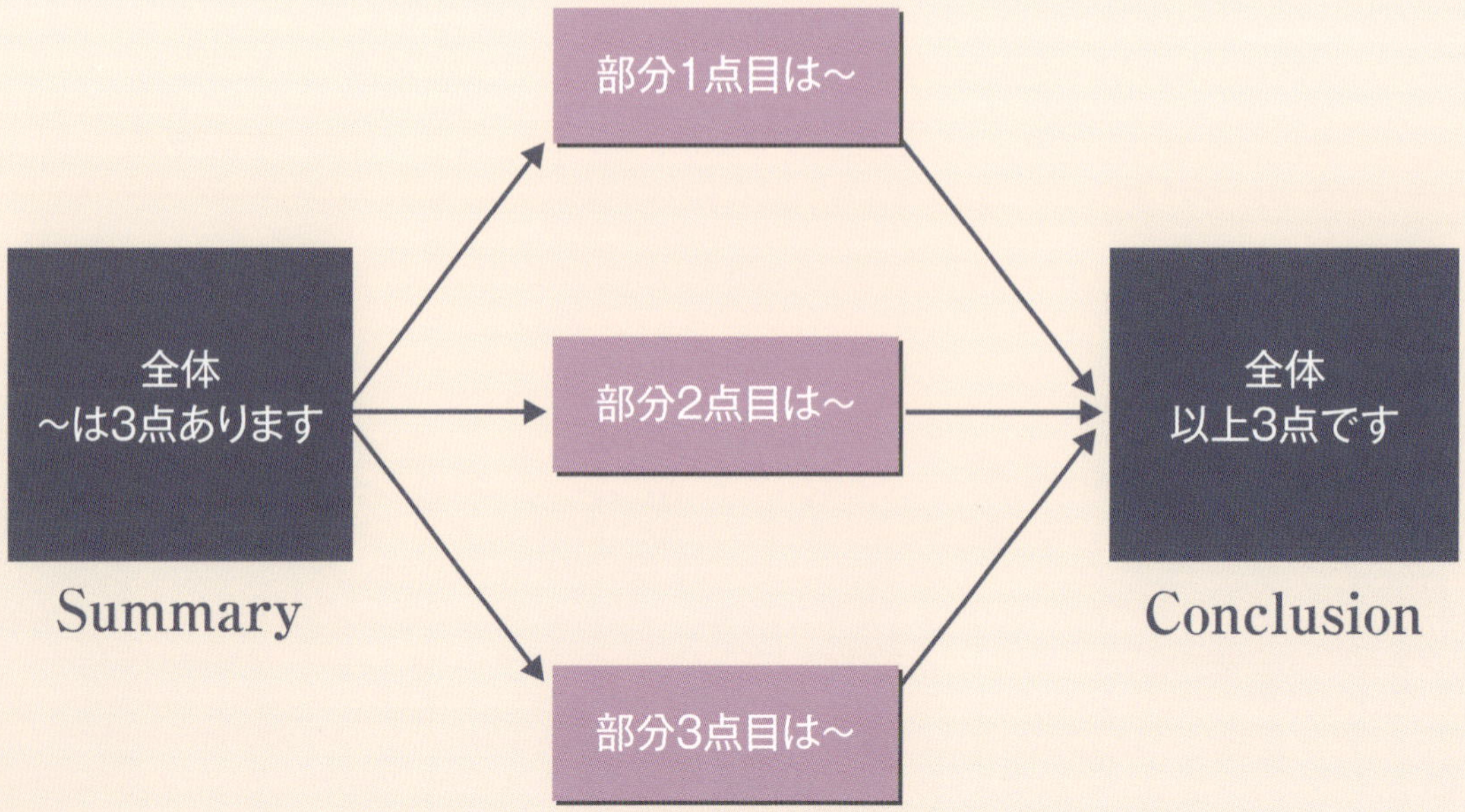

図 36　論理的発表のための Whole Part 法

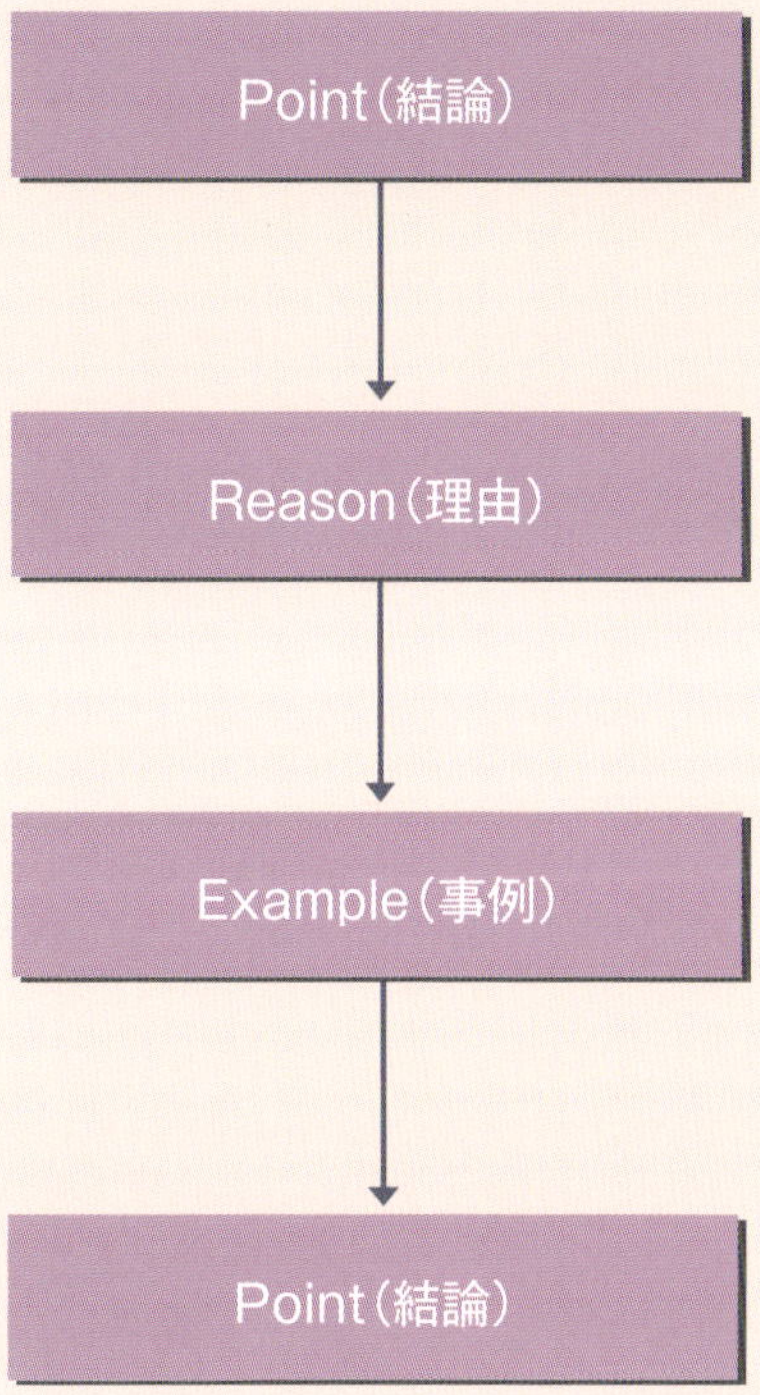

図 37　論理的発表のための PREP 法

◆参考文献◆

1）川喜田二郎 . 発想法—創造性開発のために . 中公新書 . 東京：1967.
2）川喜田二郎 . 続発想法—KJ 法の展開と応用 . 中公新書 . 東京：1967.
3）D.M.Brunette. Critical Thinking. Chicago：Quintessence book, 1996.
4）成瀬武史 . 対話への旅路ー人間関係のダイナミズムのために . リクルート出版 . 東京：1988.
5）Mehrabian A. Public places and private spaces- The psychology of work, play and living environments. New York : Basic Books Inc., 1976.

索　引

た

な

は

ま

や

ら

Critical Thinking

索　引

監修者プロフィール

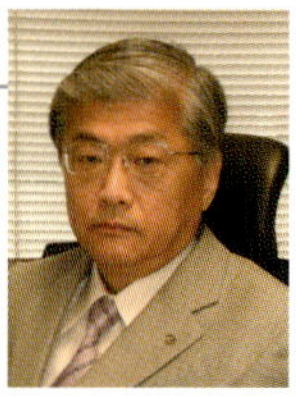

八重垣　健（やえがき　けん）

1979 年　日本歯科大学新潟歯学部卒業
1983 年　久留米大学大学院医学研究科（医化学・口腔外科）修了
　　　　久留米大学医学部医化学講座・口腔外科講座　兼担助手
1984 年　Postdoctoral Fellow, Department of Oral Biology, University of British Columbia
1987 年　日本歯科大学新潟歯学部口腔衛生学講座，講師
1988 年　日本歯科大学新潟歯学部口腔衛生学講座，助教授
1995 年　Director, Oral Malodour Clinic and Oral Malodour Research Lab. University of British Columbia
1997 年　Full Time Clinical Professor, Department of Oral Biological and Medical Sciences,　University of British Columbia　現在に至る
2004 年　日本歯科大学生命歯学部衛生学講座教授，　同大学院教授　現在に至る
　　　　International Association For Breath Odor Research 会長／日本口腔衛生学会　理事／口腔衛生学会雑誌　副編集委員長／歯科医療管理学会理事／コクランセンター内部審査委員

<代表著書>

「Oral Malodour　and Periodontal Disease in BAD BREATH; Research Perspectives」(Rosenberg M：editor).　Ramot Publishing,　1997.
「臨床家のための口臭臨床のガイドライン」（八重垣健：編）．クインテッセンス出版，2000.
「口臭ケア～要介護者の快適な生活のために」（宮崎秀夫・八重垣健：編）．医歯薬出版，2003.
「Encyclopedia of Gastroenterology vol. 2」(Johnson LR：editor).　Elsevier,　2003.
「子どものヘルスプロモーション　食事と健康支援」（八重垣健・吉田貴彦：偏）．医歯薬出版，2008.
「お口爽やか，そして健康に」（八重垣健：著）．わかば出版，2008.

実践！　クリティカル・シンキングのすすめ
探究・臨床力をアップするEBMの学び方と活用ポイント

2009年８月10日　第１版第１刷発行

監　　　著　八重垣《やえがき》　健《けん》

著　　　者　佐々木《ささき》　啓一《けいいち》／Donald《ドナルド》 Maxwell《マックスウェル》 Brunette《ブルネット》／安彦《あびこ》　善裕《よしひろ》／影山《かげやま》　幾男《いくお》
　　　　　　菊池《きくち》　雅彦《まさひこ》／葛城《かつらぎ》　啓彰《ひろあき》／苅部《かりべ》　洋行《ひろゆき》／服部《はっとり》　佳功《よしのり》

発　行　人　佐々木　一高

発　行　所　クインテッセンス出版株式会社
　　　　　　東京都文京区本郷３丁目２番６号　〒113‐0033
　　　　　　クイントハウスビル　電話 (03)5842‐2270(代表)
　　　　　　　　　　　　　　　　　　(03)5842‐2272(営業部)
　　　　　　　　　　　　　　　　　　(03)5842‐2279(書籍編集部)
　　　　　　web page address　http://www.quint-j.co.jp/

印刷・製本　サン美術印刷株式会社

ISBN978‐4‐7812‐0094‐1　C3047

定価はカバーに表示してあります